Précision Thérapeutique : Guide Approfondi pour le Calcul des Doses en Milieu Médical

Méthodologies, Erreurs Courantes, Outils Technologiques et Directives pour une Administration Sûre et Personnalisée des Médicaments

Infirmière Aidante

11. **Calcul gériatrique**
    • Considérations spécifiques pour les patients âgés.
12. **Scénarios d'erreurs courantes**
    • Ce qui peut mal tourner et comment l'éviter.
13. **Techniques de double vérification**
    • Garantir la sécurité grâce à des vérifications croisées.
14. **Calculs de doses pour la nutrition entérale**
    • Tubes d'alimentation et besoins connexes.
15. **Études de cas cliniques**
    • Exercices pratiques sur des scénarios cliniques réels.
16. **Outils technologiques**
    • Applications, calculateurs et outils numériques pour aider dans les calculs.
17. **Lois et réglementations**
    • Réglementations sur l'administration des médicaments et la sécurité.
18. **Conseils pour étudier et mémoriser**
    • Techniques et astuces pour conserver les informations fraîches.
19. **Tests d'évaluation**
    • Quiz et exercices pour évaluer votre compréhension.
20. **Ressources supplémentaires**
    • Livres, sites web, applications, cours pour des études supplémentaires.

1. Introduction

Objectif et importance des calculateurs de dosage en soins infirmiers. L'art et la science des soins infirmiers exigent compétence et précision, notamment en ce qui concerne l'administration de médicaments aux patients. Chaque jour, dans les cliniques et les hôpitaux du monde entier, les infirmiers sont responsables de l'administration sécuritaire et précise des médicaments aux patients. Pour s'assurer que cela se passe correctement, la compréhension et la compétence dans le calcul des dosages sont essentielles. Une calculatrice de dosage en soins infirmiers n'est pas simplement un outil pour simplifier une tâche mathématique. C'est une sauvegarde qui garantit que les patients reçoivent la bonne quantité de médicament nécessaire à leur traitement, évitant ainsi le surdosage ou le sous-dosage. Ces calculateurs prennent en compte les besoins spécifiques du patient, tels que l'âge, le poids et l'état de santé, et aident à traduire ces informations en un dosage sûr et efficace.

La nécessité de la précision dans le domaine clinique. Dans le domaine de la santé, l'erreur n'est pas simplement un oubli banal ; elle peut avoir des conséquences graves, potentiellement mortelles. Cela est particulièrement vrai en ce qui concerne le dosage des médicaments. Une erreur de calcul peut entraîner un surdosage, pouvant provoquer une réaction indésirable ou, dans le pire des cas, la mort. À l'inverse, un sous-dosage peut rendre un traitement inefficace, compromettant la guérison du patient ou prolongeant sa souffrance. Dans un environnement clinique, chaque décision et action doit être exécutée avec la plus grande attention et précision. La précision n'est pas seulement une compétence souhaitable, mais une nécessité absolue. Dans le contexte de l'administration des médicaments, la précision garantit que chaque patient reçoit la bonne quantité de médicament en fonction de ses besoins uniques, maximisant ainsi les avantages du traitement et minimisant les risques. La formation continue et l'acquisition des compétences nécessaires pour calculer avec précision les dosages sont essentielles pour chaque infirmier. Grâce à la pratique et à la formation, les infirmiers peuvent s'assurer de fournir les meilleurs soins possibles et les plus sûrs à leurs patients. Avec ce livre, nous nous engageons à fournir un guide complet et pratique pour comprendre et maîtriser le calcul des dosages dans différents contextes cliniques. À travers des exemples, des exercices et des explications claires, nous espérons rendre cette tâche cruciale un peu moins intimidante et beaucoup plus accessible.

La relation profonde entre les soins infirmiers et le calcul des dosages Au cœur des soins infirmiers, il y a un engagement profond et inlassable envers le bien-être des patients. Les infirmiers se consacrent chaque jour à fournir des soins compatissants et de haute qualité, fondés sur des compétences spécialisées et une vaste base de connaissances. Une des compétences fondamentales que chaque infirmier doit posséder est la capacité de calculer avec précision les dosages des médicaments. L'acte d'administrer un médicament, bien qu'il puisse sembler simple en surface, est en réalité un processus complexe qui nécessite une attention aux détails et de la précision. Lorsqu'un médecin prescrit un médicament, la dose est souvent basée sur divers facteurs tels que le poids, l'âge, l'état clinique du patient, ainsi que la pharmacocinétique et la pharmacodynamique du médicament lui-même. Cependant, cette prescription doit ensuite être traduite en une action concrète de la part de l'infirmier, qui doit préparer et administrer le médicament. Dans ce contexte, le calcul du dosage n'est pas simplement un exercice mathématique. Il s'agit plutôt d'un ensemble critique de décisions qui doivent être prises avec soin pour garantir la sécurité du patient. Chaque médicament a un profil thérapeutique représentant la plage de doses à laquelle il est à la fois sûr et efficace. Dépasser cette plage pourrait entraîner des effets toxiques, tandis que rester en deçà ne pourrait pas fournir le bénéfice thérapeutique souhaité. De plus, dans un environnement clinique en évolution rapide, où les patients ont souvent de multiples comorbidités et suivent de nombreux traitements médicamenteux, la gestion et l'administration sûre des médicaments deviennent encore plus complexes. Il faut tenir compte des interactions pharmacologiques, ainsi que des réactions indésirables potentielles. De plus, les patients peuvent avoir des insuffisances rénales ou hépatiques qui modifient le métabolisme des médicaments et, par conséquent, nécessitent des ajustements de dosage. C'est pourquoi le calcul des dosages va au-delà d'une simple formule : il synthétise l'anatomie, la physiologie, la pharmacologie et les mathématiques. Il exige une compréhension approfondie non seulement du médicament en question, mais aussi du patient en tant qu'individu. Dans la pratique quotidienne, les infirmiers se retrouvent souvent à devoir effectuer rapidement des calculs critiques. Par exemple, dans une situation d'urgence, où chaque seconde compte, la capacité à calculer rapidement un dosage peut faire la différence entre la vie et la mort. En même temps, dans un contexte de soins palliatifs, où le confort du patient est primordial, la capacité d'administrer la bonne dose d'un analgésique peut avoir un impact profond sur la qualité de vie du patient. Il est intéressant de noter que, malgré la numérisation croissante de la médecine et la disponibilité d'outils et de technologies avancés, la compétence dans le calcul des dosages demeure essentielle. Alors que les technologies peuvent aider et soutenir, la décision finale appartient toujours à l'infirmier. Dans cette décision, la formation, la compétence et l'expérience jouent un rôle crucial.

Le calcul des dosages représente ainsi un point de rencontre entre la science et l'art des soins infirmiers. Alors que la science fournit les outils et les connaissances pour effectuer des calculs précis, c'est l'art des soins infirmiers, avec son attention portée au patient en tant qu'individu et son engagement envers le bien-être, qui guide l'application de ces connaissances en pratique. Enfin, il est essentiel de reconnaître que, bien que le calcul des dosages soit une compétence technique, il a un impact profondément humain. Chaque calcul, chaque décision concerne une personne avec une histoire, une famille, des espoirs et des peurs. Cette intersection de la science, de l'art et de l'humanité fait du calcul des dosages l'une des compétences les plus vitales et précieuses en soins infirmiers. Et grâce à une formation continue et à la pratique, les infirmiers peuvent veiller à exercer cette compétence avec le plus grand soin et intégrité.

Le rôle de l'infirmier, dans toutes ses facettes, incarne une combinaison de connaissance, d'empathie et de compétences techniques. Dans peu d'autres domaines professionnels, une décision technique unique a un impact aussi immédiat sur la vie et le bien-être d'un individu. Le calcul des dosages, bien qu'il puisse sembler être une simple application mathématique, est en réalité un acte de soin profondément enraciné dans la mission centrale des soins infirmiers.

Le calcul des doses, donc, représente un point de convergence entre la science et l'art dans les soins infirmiers. Alors que la science fournit les outils et les connaissances pour effectuer des calculs précis, c'est l'art des soins infirmiers, avec son attention portée au patient en tant qu'individu et son engagement envers le bien-être, qui guide l'application de ces connaissances en pratique. Enfin, il est essentiel de reconnaître que, bien que le calcul des doses soit une compétence technique, il a un impact profondément humain. Chaque calcul, chaque décision, concerne une personne avec une histoire, une famille, des espoirs et des craintes. Cette intersection de la science, de l'art et de l'humanité fait du calcul des doses l'une des compétences les plus vitales et précieuses dans les soins infirmiers. Et grâce à la formation continue et à la pratique, les infirmiers peuvent veiller à exercer cette compétence avec le plus grand soin et intégrité.

Le rôle de l'infirmier, dans toutes ses facettes, incarne une combinaison de connaissance, d'empathie et de compétences techniques. Dans peu d'autres domaines professionnels, une décision technique unique a un impact aussi immédiat sur la vie et le bien-être d'un individu. Le calcul des doses, bien qu'il puisse sembler être une simple application mathématique, est en réalité un acte de soin profondément enraciné dans la mission centrale des soins infirmiers. Chaque dose administrée est le résultat d'une série d'évaluations et de décisions. Non seulement la prescription du médecin est prise en compte, mais aussi la réponse physiologique attendue du patient, les possibles interactions pharmacologiques et l'évolution continue de l'état clinique du patient. Par exemple, la même dose d'un médicament pourrait avoir des effets différents sur un patient en bonne santé par rapport à un patient souffrant d'insuffisance rénale. Ces nuances, qui vont au-delà de la simple formule de dosage, sont ce que les infirmiers doivent naviguer au quotidien.

Un autre aspect à considérer est l'environnement même dans lequel les infirmiers travaillent. Dans un contexte hospitalier à haute pression, où chaque minute compte, la capacité à effectuer rapidement et avec précision des calculs de dosage est essentielle. Et il ne s'agit pas seulement de rapidité, mais aussi de résister aux distractions et de maintenir la concentration au milieu du chaos, du bruit et des interruptions constantes. Il y a aussi des moments où un infirmier peut devoir compter sur son jugement clinique, basé sur l'expérience et l'intuition, en plus des chiffres purs. Imaginez, par exemple, avoir un patient pédiatrique présentant des signes de détresse, mais dont le poids exact est inconnu. Alors qu'un calcul de dosage précis basé sur le poids serait idéal, l'infirmier pourrait devoir faire une estimation éclairée basée sur l'observation et l'expérience pour administrer un médicament vital.

Les implications éthiques du calcul des doses sont tout aussi profondes. La profession infirmière est guidée par un code éthique mettant l'accent sur la dignité, la valeur et les droits uniques de chaque individu. Chaque décision concernant le dosage des médicaments doit refléter ces priorités éthiques. La fourniture de soins sûrs, efficaces et appropriés est au cœur de cet engagement éthique.

Ensuite, il y a la dimension relationnelle des soins infirmiers, qui se croise avec le calcul des doses. L'infirmier n'administre pas seulement des médicaments, mais fait souvent office d'éducateur, de conseiller et de soutien. Le patient ou sa famille peut avoir des questions ou des inquiétudes concernant un médicament, sa dose ou ses effets secondaires. L'infirmier doit être prêt non seulement à calculer et administrer la bonne dose, mais aussi à communiquer efficacement les informations sur le médicament, à répondre aux préoccupations et à aider le patient et sa famille à en comprendre l'importance et les avantages.

De plus, la formation continue et l'apprentissage tout au long de la vie sont des aspects essentiels de la profession infirmière. La pharmacologie est une science en constante évolution, avec de nouveaux médicaments et de nouvelles thérapies émergent régulièrement. Les infirmiers doivent être proactifs dans la mise à jour de leurs compétences et de leurs connaissances, en veillant à être toujours à jour avec les meilleures pratiques actuelles en matière de dosage et d'administration de médicaments.

En fin de compte, le calcul des doses reste un point focal, un rituel quotidien qui symbolise l'engagement de l'infirmier à fournir des soins sûrs, compatissants et efficaces. À travers chaque chiffre, chaque formule et chaque décision, se reflète la profonde responsabilité de l'infirmier envers la vie et le bien-être des patients. Et cette responsabilité, bien que lourde, est aussi un privilège, car elle offre aux infirmiers l'opportunité de faire la différence dans la vie des gens chaque jour. **La précision dans le calcul des doses n'est qu'une partie de l'équation complexe des soins de santé.** Derrière chaque dose administrée se trouve un vaste réseau de connaissances qui se mêle à l'expérience, à la formation et à l'intuition de l'infirmier. Ce calcul va au-delà des mathématiques pures et devient un exercice de compétence clinique et de jugement professionnel.

Alors que les erreurs de dosage peuvent avoir de graves conséquences sur la santé du patient, la capacité à calculer avec précision les doses est étroitement liée à la confiance du patient dans le système de santé et dans son équipe de soins. Cette confiance est essentielle pour établir une relation thérapeutique efficace. Quand un patient se sent en sécurité, sachant que les soins qu'il reçoit sont précis et personnalisés, il est plus enclin à suivre les recommandations médicales, à communiquer ouvertement avec son équipe de soins et à participer activement à sa guérison et à son bien-être.

Le calcul des doses représente donc un point de convergence entre la science et l'art dans les soins infirmiers. Alors que la science fournit les outils et les connaissances pour effectuer des calculs précis, c'est l'art des soins infirmiers, avec son attention portée au patient en tant qu'individu et son engagement envers le bien-être, qui guide l'application de ces connaissances en pratique. Enfin, il est essentiel de reconnaître que, bien que le calcul des doses soit une compétence technique, il a un impact profondément humain. Chaque calcul, chaque décision, concerne une personne avec une histoire, une famille, des espoirs et des craintes. Cette intersection de la science, de l'art et de l'humanité fait du calcul des doses l'une des compétences les plus vitales et précieuses dans les soins infirmiers. Et grâce à la formation continue et à la pratique, les infirmiers peuvent veiller à exercer cette compétence avec le plus grand soin et intégrité.

Le rôle de l'infirmier, dans toutes ses facettes, incarne une combinaison de connaissance, d'empathie et de compétences techniques. Dans peu d'autres domaines professionnels, une décision technique unique a un impact aussi immédiat sur la vie et le bien-être d'un individu. Le calcul des doses, bien qu'il puisse sembler être une simple application mathématique, est en réalité un acte de soin profondément enraciné dans la mission centrale des soins infirmiers. Chaque dose administrée est le résultat d'une série d'évaluations et de décisions. Non seulement la prescription du médecin est prise en compte, mais aussi la réponse physiologique attendue du patient, les possibles interactions pharmacologiques et l'évolution continue de l'état clinique du patient. Par exemple, la même dose d'un médicament pourrait avoir des effets différents sur un patient en bonne santé par rapport à un patient souffrant d'insuffisance rénale. Ces nuances, qui vont au-delà de la simple formule de dosage, sont ce que les infirmiers doivent naviguer au quotidien.

Un autre aspect à considérer est l'environnement même dans lequel les infirmiers travaillent. Dans un contexte hospitalier à haute pression, où chaque minute compte, la capacité à effectuer rapidement et avec précision des calculs de dosage est essentielle. Et il ne s'agit pas seulement de rapidité, mais aussi de résister aux distractions et de maintenir la concentration au milieu du chaos, du bruit et des interruptions constantes. Il y a aussi des moments où un infirmier peut devoir compter sur son jugement clinique, basé sur l'expérience et l'intuition, en plus des chiffres purs. Imaginez, par exemple, avoir un patient pédiatrique présentant des signes de détresse, mais dont le poids exact est inconnu. Alors qu'un calcul de dosage précis basé sur le poids serait idéal, l'infirmier pourrait devoir faire une estimation éclairée basée sur l'observation et l'expérience pour administrer un médicament vital.

Les implications éthiques du calcul des doses sont tout aussi profondes. La profession infirmière est guidée par un code éthique mettant l'accent sur la dignité, la valeur et les droits uniques de chaque individu. Chaque décision concernant le dosage des médicaments doit refléter ces priorités éthiques. La fourniture de soins sûrs, efficaces et appropriés est au cœur de cet engagement éthique.

Ensuite, il y a la dimension relationnelle des soins infirmiers, qui se croise avec le calcul des doses. L'infirmier n'administre pas seulement des médicaments, mais fait souvent office d'éducateur, de conseiller et de soutien. Le patient ou sa famille peut avoir des questions ou des inquiétudes concernant un médicament, sa dose ou ses effets secondaires. L'infirmier doit être prêt non seulement à calculer et administrer la bonne dose, mais aussi à communiquer efficacement les informations sur le médicament, à répondre aux préoccupations et à aider le patient et sa famille à en comprendre l'importance et les avantages.

De plus, la formation continue et l'apprentissage tout au long de la vie sont des aspects essentiels de la profession infirmière. La pharmacologie est une science en constante évolution, avec de nouveaux médicaments et de nouvelles thérapies émergent régulièrement. Les infirmiers doivent être proactifs dans la mise à jour de leurs compétences et de leurs connaissances, en veillant à être toujours à jour avec les meilleures pratiques actuelles en matière de dosage et d'administration de médicaments.

En fin de compte, le calcul des doses reste un point focal, un rituel quotidien qui symbolise l'engagement de l'infirmier à fournir des soins sûrs, compatissants et efficaces. À travers chaque chiffre, chaque formule et chaque décision, se reflète la profonde responsabilité de l'infirmier envers la vie et le bien-être des patients. Et cette responsabilité, bien que lourde, est aussi un privilège, car elle offre aux infirmiers l'opportunité de faire la différence dans la vie des gens chaque jour. **La précision dans le calcul des doses n'est qu'une partie de l'équation complexe des soins de santé.** Derrière chaque dose administrée se trouve un vaste réseau de connaissances qui se mêle à l'expérience, à la formation et à l'intuition de l'infirmier. Ce calcul va au-delà des mathématiques pures et devient un exercice de compétence clinique et de jugement professionnel.

Alors que les erreurs de dosage peuvent avoir de graves conséquences sur la santé du patient, la capacité à calculer avec précision les doses est étroitement liée à la confiance du patient dans le système de santé et dans son équipe de soins. Cette confiance est essentielle pour établir une relation thérapeutique efficace. Quand un patient se sent en sécurité, sachant que les soins qu'il reçoit sont précis et personnalisés, il est plus enclin à suivre les recommandations médicales, à communiquer ouvertement avec son équipe de soins et à participer activement à sa guérison et à son bien-être.

2. Fondements en Mathématiques À la base de tout calcul de dosage en soins infirmiers se trouve une solide compréhension des principes mathématiques fondamentaux. Ces concepts sont essentiels non seulement pour effectuer correctement les calculs, mais aussi pour comprendre le "pourquoi" derrière chaque calcul, offrant ainsi une assistance sûre et efficace aux patients.

Opérations Mathématiques de Base Les quatre opérations mathématiques principales - addition, soustraction, multiplication et division - sont la base de tout calcul. Voici un bref aperçu :

- **Addition :** Il s'agit du processus d'ajout de deux nombres ou plus. Dans le contexte des médicaments, cela peut être utile lors du calcul de la dose totale d'un médicament à administrer sur une période donnée.
- **Soustraction :** Cette opération consiste à retirer un nombre d'un autre. Elle est essentielle lors du calcul de différences, comme la quantité de médicament restante après une administration donnée.
- **Multiplication :** Il s'agit du processus d'augmentation d'un nombre par un autre nombre spécifié. Cette opération est fréquemment utilisée pour calculer des doses en fonction du poids du patient.
- **Division :** Cette opération divise un nombre par un autre. Elle est utilisée, par exemple, pour déterminer la dose par unité d'un médicament. Ces opérations forment la base des mathématiques, et tout professionnel de la santé doit les maîtriser pour assurer la précision de l'administration des médicaments.

Fractions, Pourcentages, Décimales En plus des opérations de base, une compréhension claire des fractions, des pourcentages et des décimales est essentielle pour le calcul des dosages.

- **Fraction :** Une fraction représente une partie d'un tout. Par exemple, si un médicament doit être administré en "1/2" de comprimé, ce "1/2" est une fraction. Les fractions peuvent être converties en décimales et vice versa, et la capacité à le faire aisément est cruciale dans le calcul des dosages.

- **Pourcentage :** Un pourcentage est une autre manière de représenter une partie d'un tout, mais sur une échelle de 100. Par exemple, les solutions salines peuvent être disponibles à différentes concentrations en pourcentage, comme 0,9%. Comprendre comment convertir les pourcentages en fractions et en décimales peut être essentiel, notamment lorsqu'on travaille avec différentes concentrations.

- **Décimale :** Une décimale est un nombre qui représente une partie d'un tout en utilisant une virgule décimale. De nombreux calculs de dosage produiront des nombres décimaux, et les infirmiers doivent être sûrs d'interpréter correctement la position de la virgule décimale pour garantir la précision de la dose.

Maîtriser ces concepts mathématiques est la clé pour effectuer des calculs de dosage de manière sûre et efficace. Les erreurs peuvent avoir des conséquences graves, ce qui rend cette maîtrise non seulement utile, mais vitale dans le contexte clinique.

L'Importance des Fondements Mathématiques en Soins Infirmiers Les mathématiques, bien que pouvant sembler être un sujet abstrait et parfois intimidant pour beaucoup, se révèlent être une bouée de sauvetage dans la pratique infirmière quotidienne. Chaque opération, depuis la simple mesure d'une dose de liquide jusqu'au calcul d'un schéma de perfusion complexe, dépend de la capacité de l'infirmier à appliquer avec précision les principes mathématiques fondamentaux.

Les opérations mathématiques de base, bien que pouvant sembler rudimentaires, forment la base de calculs plus avancés. L'addition, par exemple, peut être utilisée pour additionner la quantité totale de médicament administrée au cours d'une période de 12 heures, tandis que la soustraction peut être utile pour déduire une dose déjà administrée de la dose totale prescrite.

La multiplication devient critique, en particulier lors du calcul de doses en fonction de paramètres spécifiques du patient. Imaginez, par exemple, un médicament devant être dosé en fonction du poids du patient. La multiplication du dosage spécifique (exprimé en mg par kg, par exemple) par le poids réel du patient devient essentielle.

De même, la division est essentielle lorsque l'on travaille avec différentes unités de mesure ou que l'on doit répartir une dose totale en différentes administrations. Un médicament prescrit pour être administré en trois doses égales au cours de la journée nécessiterait une division de la dose totale par trois.

Les fractions, les pourcentages et les décimales, bien que des concepts que de nombreuses personnes se souviennent de l'école, prennent un tout nouveau sens et une grande importance dans la pratique infirmière. Un médicament peut être prescrit en fraction d'une dose standard, comme 1/4 ou 3/4 de comprimé. Ou vous pourriez le trouver dans des solutions ayant des concentrations spécifiques en pourcentage, comme une solution à 5%.

Comprendre la relation entre les fractions, les pourcentages et les décimales est essentiel. Convertir rapidement entre ces formes peut faire la différence entre une dose correcte et un potentiel surdosage. Par exemple, savoir qu'une solution à 10% équivaut à une solution de 0,10 ou 1/10 peut être vital lors de la préparation d'un médicament ou de la dilution d'un médicament. Dans le monde réel, les infirmiers peuvent également avoir affaire à des outils technologiques tels que des pompes à perfusion qui nécessitent des données d'entrée dans des formats spécifiques. Certaines pompes peuvent exiger des doses en millilitres par heure, tandis que d'autres peuvent nécessiter des doses en microgrammes par minute. Comprendre comment convertir entre ces unités et comment utiliser les décimales dans le processus est essentiel pour garantir que le patient reçoive la bonne quantité de médicament.

De plus, il ne s'agit pas seulement de comprendre les chiffres, mais aussi de comprendre le contexte dans lequel ils sont appliqués. Un infirmier doit savoir non seulement "comment" effectuer le calcul, mais aussi "pourquoi" il le fait. Cette compréhension profonde du contexte et de la raison derrière chaque calcul garantit que les soins aux patients restent toujours au cœur de la pratique infirmière.

Le Rôle Fondamental des Mathématiques en Soins Infirmiers Alors que la technologie continue d'évoluer et que les outils deviennent de plus en plus avancés, les mathématiques demeurent un pilier fondamental. Peu importe à quel point les outils deviennent sophistiqués, la compréhension et l'application correcte des principes mathématiques par l'infirmier resteront toujours cruciales. Dans un domaine où la précision peut faire la différence entre la vie et la mort, les mathématiques, sous toutes leurs formes, jouent un rôle irremplaçable dans la garantie de la sécurité et des soins aux patients.

Les Mathématiques dans la Pratique Infirmière Les mathématiques dans la pratique infirmière vont bien au-delà de l'exécution simple de calculs ; elles concernent également l'interprétation et la compréhension des nuances. La pratique clinique met souvent les infirmiers face à des situations où un calcul n'est pas seulement une formule à résoudre, mais un ensemble de circonstances cliniques à prendre en compte.

Pensons, par exemple, à la variabilité des patients. Une dose qui fonctionne pour un patient pourrait ne pas fonctionner pour un autre. Des facteurs tels que l'âge, le métabolisme, la fonction rénale ou hépatique et d'autres comorbidités peuvent influencer la pharmacocinétique et la pharmacodynamie des médicaments. Cela signifie que, même si deux patients reçoivent la même dose basée sur leur poids, la quantité réelle du médicament atteignant le site d'action et son efficacité peuvent varier considérablement.

Rôle des Fractions, Pourcentages et Décimales Les fractions, les pourcentages et les décimales jouent un rôle essentiel dans ce contexte. Par exemple, il peut être nécessaire d'ajuster un dosage en fonction d'une fonction rénale compromise. Si un patient n'a, par exemple, que 50 % de la fonction rénale normale, cela pourrait se traduire par la nécessité de réduire la dose d'un médicament excrété par les reins d'un pourcentage correspondant.

La pharmacogénomique entre également en jeu. À mesure que ce domaine de la médecine se développe, nous découvrons que les variations génétiques individuelles peuvent influencer la réponse d'un patient à certains médicaments. Dans certains cas, ces variations génétiques peuvent être quantifiées en pourcentages, et les infirmiers peuvent avoir besoin d'appliquer ces connaissances en pratique, en adaptant les doses ou les moments d'administration en fonction de profils génétiques spécifiques.

Outre les dosages de médicaments, les infirmiers doivent également calculer d'autres aspects des soins, comme le bilan hydrique d'un patient. Surveiller l'apport et l'élimination des liquides, traduire ces valeurs en pourcentages de variation et interpréter ce que signifient ces variations pour le patient sont toutes des compétences qui nécessitent une base mathématique solide.

Un autre aspect crucial est la dilution. De nombreux médicaments sont fournis sous une forme concentrée qui doit être diluée avant utilisation. Comprendre comment convertir les concentrations, comment passer d'une solution à

10 % à une solution à 5 %, nécessite une compréhension non seulement des opérations mathématiques de base, mais aussi des lois de concentration et de dilution.

Les Défis des Calculs sous Pression Ce qui rend tout cela encore plus difficile, c'est la nécessité d'effectuer ces calculs souvent dans des situations sous pression, où le temps est essentiel. La capacité à effectuer des calculs rapidement et avec précision, tout en tenant compte du tableau clinique global du patient, ne peut être sous-estimée.

L'Évolution de la Médecine et l'Importance des Mathématiques Alors que de nouveaux médicaments et thérapies se développent et que la médecine devient de plus en plus personnalisée, la nécessité pour les infirmiers d'avoir une base mathématique solide et d'appliquer ces concepts en pratique devient de plus en plus impérative. Les mathématiques, dans le contexte des soins aux patients, représentent un pont entre la science et l'art de la pratique infirmière, permettant aux infirmiers de fournir des soins optimaux basés sur des principes solides et des preuves tangibles.

Les Mathématiques dans la Pratique Infirmière : Un Équilibre Entre Science et Art Dans le contexte des soins infirmiers, les fondements mathématiques ne sont pas simplement des nombres ou des formules abstraites, mais des outils concrets qui guident des décisions cliniques cruciales au quotidien. Chaque calcul individuel a des répercussions directes sur la santé et le bien-être du patient. Une dose mal calculée ou un pourcentage mal interprété peut entraîner des conséquences graves, des effets secondaires indésirables à des situations potentiellement létales. C'est pourquoi les mathématiques, dans leur apparente simplicité, deviennent une responsabilité d'une importance vitale.

Chaque infirmier, quelle que soit sa spécialisation ou le contexte dans lequel il travaille, s'appuie sur ces concepts fondamentaux pour garantir une administration correcte des médicaments, surveiller avec précision le bilan hydrique, personnaliser les thérapies en fonction des besoins spécifiques des patients et bien plus encore. En outre, au-delà de l'exécution simple des calculs, la compétence critique de l'infirmier réside également dans la capacité à interpréter et à appliquer ces chiffres dans le contexte clinique. En conclusion, les fondements mathématiques ne sont pas seulement une compétence technique, mais un aspect central de l'art et de la science des soins infirmiers. Ils représentent un équilibre entre la précision des chiffres et l'humanité des soins, garantissant que chaque décision clinique soit éclairée, précise et, surtout, axée sur le bien-être du patient. À une époque de médecine avancée et personnalisée, les mathématiques restent l'un des outils les plus puissants à la disposition de l'infirmier pour assurer des soins de haute qualité et sauver des vies humaines.

3. Systèmes de Mesure • Métrique, Impérial, Apothicaire : conversions et différences.

Les systèmes de mesure jouent un rôle fondamental dans le domaine de la santé, en particulier dans le calcul des doses de médicaments et l'administration de thérapies. Les infirmiers doivent avoir une compréhension claire de ces systèmes et de leurs interrelations pour assurer la sécurité des patients.

Métrique : Le système métrique est l'un des systèmes de mesure les plus universellement adoptés, en particulier dans le domaine scientifique et médical. Il repose sur des unités de mesure telles que le mètre, le gramme et le litre, et utilise des multiples et des sous-multiples de dix, tels que le kilogramme (1000 grammes) ou le millilitre (0,001 litre). C'est un système intuitif et facilement adaptable, ce qui en fait l'idéal pour de nombreuses applications médicales. Par exemple, la plupart des médicaments liquides sont prescrits en milligrammes (mg) ou en millilitres (ml).

Impérial : Le système impérial, souvent appelé système standard, trouve ses origines dans les anciennes unités de mesure utilisées en Grande-Bretagne et aux États-Unis. Certaines des unités les plus courantes comprennent la livre, l'once, la pinte et le gallon. Bien que ce système soit moins courant en médecine par rapport au système métrique, les infirmiers aux États-Unis peuvent encore être amenés à l'utiliser ou à effectuer des conversions, en particulier lorsqu'il s'agit d'interpréter d'anciennes ordonnances ou de travailler avec des patients qui sont plus familiers avec ces unités.

Apothicaire : Il s'agit de l'un des systèmes de mesure les plus anciens, ayant des origines dans les traditions européennes de préparation de médicaments. Bien qu'il soit largement obsolète dans de nombreuses parties du monde, certaines de ses unités sont encore utilisées dans des contextes spécifiques. Les unités courantes du système apothicaire comprennent le grain, la drachme et la minute. Sa complexité réside dans les conversions non standardisées entre les différentes unités, qui peuvent varier en fonction de la substance mesurée.

Les conversions entre ces systèmes sont cruciales. Par exemple, savoir comment convertir des milligrammes en grains ou des onces en millilitres peut être essentiel dans des situations où des équipements ou des références basées sur différents systèmes de mesure sont utilisés. Il existe des tableaux et des outils de conversion que les infirmiers peuvent utiliser, mais avoir une connaissance de base des conversions les plus courantes peut accélérer le processus et réduire le risque d'erreurs.

Les différences entre ces systèmes vont bien au-delà des simples unités de mesure. Chaque système a son histoire, sa culture et sa logique propres. Alors que le système métrique est basé sur la décimale et convient bien à une utilisation dans des contextes scientifiques en raison de son uniformité, les systèmes impérial et apothicaire ont des racines dans des traditions et des pratiques historiques qui peuvent rendre les conversions moins intuitives.

En résumé, la compréhension des systèmes de mesure et de leurs interrelations est un élément fondamental de la pratique infirmière. Chaque système a ses particularités, et bien que le monde se dirige de plus en plus vers l'adoption du système métrique, la capacité de naviguer et de convertir entre ces systèmes demeure une compétence précieuse pour garantir la sécurité des patients.

Le choix du bon système de mesure peut avoir un impact direct sur l'efficacité et la sécurité des thérapies médicamenteuses. Alors que certains médicaments sont produits et distribués selon un système de mesure spécifique, d'autres peuvent nécessiter des conversions en fonction du pays de production ou de l'institution de santé.

À l'ère moderne, la mondialisation de la production pharmaceutique et de la distribution peut entraîner des situations où un médecin dans un pays peut prescrire un médicament basé sur un système, tandis que l'infirmier peut avoir accès à un médicament qui utilise un système de mesure différent. Ces disparités peuvent introduire des marges d'erreur ayant des conséquences graves pour les patients.

De plus, il ne s'agit pas seulement de médicaments. Les outils utilisés dans la pratique quotidienne, tels que les seringues, les perfuseurs et les équipements de diagnostic, peuvent avoir des échelles basées sur différents systèmes de mesure. Une seringue mesurant en millilitres pourrait ne pas avoir les mêmes graduations qu'une seringue mesurant en onces, même si les deux sont utilisées pour administrer des liquides. Un autre aspect à considérer est la formation et l'éducation des professionnels de la santé. Tous les infirmiers et médecins ne sont pas formés aux mêmes systèmes de mesure. Par exemple, un infirmier formé en Europe pourrait être beaucoup plus familier avec le système métrique, tandis qu'un formé aux États-Unis pourrait avoir une connaissance plus approfondie du système impérial. Ces différences de formation peuvent entraîner des défis de communication, en particulier dans des contextes internationaux ou multiculturels.

Il existe également des considérations historiques et culturelles. Alors que le système apothicaire peut être considéré comme obsolète dans de nombreux contextes modernes, il a eu un impact significatif sur la pratique médicale pendant des siècles. Connaître les origines et les raisons derrière des unités de mesure spécifiques peut aider les professionnels de la santé à mieux comprendre leur application et leur signification. La terminologie peut également varier. Par exemple, ce qui est connu comme un "gallon" aux États-Unis a un volume différent d'un "gallon" au Royaume-Uni, bien qu'ils partagent le même nom. Ces subtilités peuvent entraîner de la confusion si elles ne sont pas correctement identifiées et traitées.

De plus, l'évolution continue de la technologie médicale peut entraîner des changements dans les systèmes de mesure utilisés. Avec l'avènement de la numérisation et de l'automatisation, il peut y avoir une tendance croissante vers la standardisation vers le système métrique, mais cela n'élimine pas la nécessité pour les professionnels de la santé d'être polyvalents et de posséder une connaissance approfondie de tous les systèmes.

Dans le domaine des soins infirmiers, cette compréhension approfondie est cruciale pour éviter les erreurs de dosage, qui peuvent avoir des effets secondaires nocifs ou potentiellement fatals. Dans ce contexte, la capacité de convertir rapidement et avec précision entre les systèmes, ainsi que la capacité de reconnaître quand une conversion est nécessaire, devient une compétence inestimable.

Au sein du réseau complexe des soins de santé, les interactions entre les professionnels de la santé, les patients et les médicaments sont intrinsèquement liées aux systèmes de mesure. Cette complexité est amplifiée par les origines géographiques diverses des patients, les différents fabricants de médicaments et les pratiques variées adoptées dans les établissements de santé du monde entier. Dans certains cas, un patient peut avoir des ordonnances provenant de différents pays en raison de voyages ou d'une double résidence. Ces ordonnances peuvent utiliser des systèmes de mesure différents, obligeant l'infirmière à effectuer de multiples et précises conversions pour garantir la sécurité du patient. Ces défis peuvent être encore plus complexes si le patient n'est pas en mesure de communiquer clairement en raison de barrières linguistiques ou culturelles.

Au-delà des prescriptions, l'équipement utilisé dans les soins aux patients peut varier en fonction du système de mesure. Par exemple, un tensiomètre peut utiliser des millimètres de mercure (mmHg) comme unité de mesure dans une région, tandis qu'un autre peut utiliser une unité différente dans une autre région. Ces différences peuvent influencer l'interprétation des résultats et le diagnostic ou le traitement qui en découle.

De plus, la mondialisation a entraîné une plus grande mobilité des professionnels de la santé. Une infirmière formée en Asie pourrait se retrouver à travailler en Europe ou en Amérique du Nord. Cette diversité de formation peut entraîner des différences dans la manière dont les professionnels de la santé abordent et interprètent les systèmes de mesure, en particulier dans des situations d'urgence où la rapidité et la précision sont essentielles.

La formation continue et le perfectionnement professionnel deviennent donc essentiels. Avec l'avènement de nouveaux médicaments, techniques et équipements, les infirmières doivent constamment rafraîchir leurs compétences et élargir leurs connaissances des systèmes de mesure. Les ateliers, les séminaires et les cours en ligne peuvent fournir aux infirmières les ressources nécessaires pour rester à jour avec les dernières tendances et les meilleures pratiques.

La technologie peut également offrir des solutions. Les applications et les logiciels de conversion sont de plus en plus disponibles et peuvent aider les infirmières à effectuer des conversions rapidement et avec précision. Cependant, ces outils ne remplacent pas la nécessité d'une solide compréhension de base. En fait, une dépendance excessive à la technologie peut entraîner la complaisance et des erreurs potentielles si les outils ne sont pas disponibles ou fonctionnent de manière incorrecte.

La culture et les attentes du patient sont un autre facteur à prendre en compte. Alors qu'un patient peut être habitué à recevoir des doses de médicaments dans une certaine unité de mesure dans son pays d'origine, il pourrait être confus ou préoccupé si une infirmière dans un autre pays utilise un système différent. La communication efficace et l'éducation du patient deviennent donc essentielles pour garantir la compréhension et la confiance du patient dans le processus de soins. La pratique infirmière, au cœur de sa mission, est centrée sur les soins et la sécurité du patient. Au sein du réseau complexe de la santé moderne, la compréhension et la navigation des systèmes de mesure deviennent une partie intégrante de cette mission. Bien que cela puisse sembler être un détail technique, son importance dans la garantie de soins efficaces et sûrs ne peut être sous-estimée.

La question des systèmes de mesure dans le domaine de la santé n'est pas simplement une question technique ou bureaucratique, mais elle constitue un pilier fondamental dans la perspective de la sécurité et de l'efficacité des soins. La maîtrise des différents systèmes - métrique, impérial et apothicaire - et la capacité de passer agilement de l'un à l'autre sont des compétences essentielles pour tout professionnel de la santé, en particulier pour les infirmières qui sont en première ligne dans l'administration de médicaments et la surveillance des patients.

À cet égard, la mondialisation et la mobilité des patients et des professionnels de la santé ont rendu cette question encore plus pertinente. Nous vivons à une époque où un patient peut être diagnostiqué dans un pays, recevoir un traitement dans un autre, puis être suivi à domicile dans une nation totalement différente. Cette complexité géographique et clinique implique que les systèmes de mesure ne peuvent pas être considérés de manière isolée les uns des autres. La capacité de convertir, d'interpréter et d'appliquer les unités de mesure de manière appropriée dans différentes situations est essentielle pour assurer des soins précis et personnalisés.
Il ne faut pas non plus négliger l'aspect de la communication. La transparence et la clarté dans la communication entre les professionnels de la santé et les patients sont essentielles pour prévenir les erreurs et les malentendus. Lorsqu'un patient ne comprend pas les doses de médicaments ou a des doutes sur les systèmes de mesure utilisés, il existe un risque tangible de non-adhésion aux traitements ou d'administration inappropriée. Cela souligne l'importance d'une formation efficace et d'une

éducation continue pour les professionnels de la santé, non seulement sur les techniques cliniques, mais aussi sur leur capacité à communiquer ces informations de manière compréhensible pour les patients.

En conclusion, bien que la technologie et les outils numériques puissent apporter un soutien dans ce domaine, ils ne peuvent pas remplacer la connaissance approfondie et la compréhension critique des infirmiers. Ces professionnels doivent être armés non seulement de compétences pour effectuer des conversions et des calculs, mais aussi de la sagesse pour reconnaître quand et comment utiliser chaque système, tout en gardant à l'esprit l'objectif final : fournir des soins sûrs, efficaces et compatissants. La maîtrise des systèmes de mesure n'est donc pas qu'une question de chiffres, mais représente un engagement éthique et professionnel dans l'intérêt du bien-être des patients.

4. Principi di Farmacologia • Introduzione alla farmacologia e alla terminologia.

La pharmacologie, en tant que domaine d'étude, examine en profondeur l'interaction entre les médicaments et les organismes vivants. Elle explore comment les substances chimiques, qu'elles soient naturelles ou synthétiques, influencent les processus physiologiques et biochimiques. Cette branche de la médecine est essentielle pour la compréhension de la thérapie médicamenteuse et, en particulier, pour garantir que les médicaments soient administrés de manière sûre et efficace.

Introduction à la pharmacologie
À la base de la pharmacologie se trouvent des concepts clés liés à la manière dont les médicaments sont absorbés, distribués, métabolisés et éliminés par l'organisme - souvent résumés par l'acronyme ADME. Ces processus sont cruciaux pour comprendre comment et quand un médicament exercera son effet et combien de temps il restera actif dans le corps. En plus de ces processus fondamentaux, la pharmacologie examine les réactions que les médicaments ont avec des récepteurs spécifiques présents dans les cellules. Ces réactions peuvent être décrites en termes d'affinité (à quel point le médicament se lie au récepteur) et d'efficacité (à quel point le médicament active ou inhibe le récepteur). Comprendre ces interactions est essentiel pour développer de nouveaux médicaments et prédire comment ils réagiront dans le corps humain.

Terminologie de base en pharmacologie

• Médicament : Substance chimique utilisée pour diagnostiquer, traiter ou prévenir des maladies ou des troubles, ou pour soulager leurs symptômes.
• Pharmacodynamique : Étude de l'effet des médicaments sur l'organisme, c'est-à-dire comment les médicaments exercent leurs effets thérapeutiques et quels mécanismes sont impliqués.
• Pharmacocinétique : Analyse du mouvement des médicaments à l'intérieur du corps, y compris l'absorption, la distribution, le métabolisme et l'élimination.
• Agoniste : Médicament qui active un récepteur et produit une réponse.
• Antagoniste : Médicament qui se lie à un récepteur mais ne l'active pas, prévenant ainsi son activation par un agoniste.
• Biodisponibilité : Pourcentage d'un médicament administré qui atteint la circulation systémique sous une forme inchangée et peut donc avoir un effet thérapeutique.
• Demi-vie : Temps nécessaire pour réduire de 50 % la concentration d'un médicament dans le plasma sanguin.

Connaître ces termes et concepts est essentiel pour ceux qui travaillent dans le domaine de la santé, en particulier pour les infirmiers, car cela leur permet de comprendre la science derrière l'administration des médicaments et de fournir des soins sûrs et efficaces aux patients. La pharmacologie n'est pas seulement l'étude des médicaments en eux-mêmes, mais représente la synergie entre la science, la médecine et les soins aux patients. Chaque infirmier doit avoir une base solide en pharmacologie pour prendre des décisions éclairées et fournir des soins optimaux.

La pharmacologie, en tant que domaine vaste et complexe, est en constante évolution avec la découverte de nouveaux médicaments et une compréhension de plus en plus profonde des mécanismes moléculaires et cellulaires qui régulent la réponse du corps à ces substances. Au cœur de la pharmacologie se trouve le concept de sélectivité. Alors qu'en théorie, un médicament devrait agir uniquement sur une cible spécifique pour produire un effet souhaité, dans la pratique, de nombreux médicaments ont des effets sur plus d'un type de récepteur ou de canal. Cela peut entraîner des effets secondaires. Par exemple, un médicament conçu pour abaisser la tension artérielle en agissant sur un certain type de récepteur cardiaque peut également influencer d'autres récepteurs dans le corps, entraînant des effets indésirables tels que la sécheresse de la bouche ou la fatigue.

Les voies d'administration des médicaments sont un autre aspect fondamental. Chaque voie, qu'il s'agisse de l'administration orale, intramusculaire, intraveineuse, topique, présente ses particularités en termes de vitesse d'action, de biodisponibilité et de complications potentielles. Les infirmiers doivent être particulièrement conscients de ces différences. Par exemple, un médicament administré par voie intraveineuse a un effet presque immédiat et une biodisponibilité de 100 %, mais comporte également un risque plus élevé de réactions indésirables rapides.

Un domaine fascinant en rapide évolution de la pharmacologie concerne les médicaments biologiques et la thérapie génique. Les médicaments biologiques sont fabriqués en utilisant des organismes vivants et visent souvent des cibles très spécifiques dans le corps. Contrairement aux médicaments traditionnels, qui sont souvent de petites molécules chimiques, les médicaments biologiques peuvent être des protéines ou des acides nucléiques. Cette spécificité peut réduire les effets secondaires, mais peut également présenter des défis en termes de production, de stockage et d'administration.

La thérapie génique, d'autre part, vise à traiter les maladies en introduisant, en supprimant ou en modifiant le matériel génétique à l'intérieur des cellules d'un individu. Bien que les possibilités de ces thérapies soient immenses, il existe encore de nombreux défis techniques et éthiques à relever.

Un autre domaine critique est la pharmacogénétique, qui explore comment les variations génétiques individuelles peuvent influencer la réponse d'une personne aux médicaments. Cela peut avoir des implications profondes pour la personnalisation de la thérapie médicamenteuse. Par exemple, un patient peut avoir une variante génétique qui le rend plus susceptible aux effets secondaires d'un médicament particulier, ou qui augmente ou diminue l'efficacité du médicament. La pharmacogénétique cherche à identifier ces variations pour permettre aux médecins de prescrire le médicament le plus approprié et sûr pour chaque patient.

Enfin, nous ne pouvons pas oublier l'importance de l'éthique en pharmacologie. Avec la capacité croissante de créer des médicaments puissants et ciblés, des questions se posent sur qui devrait avoir accès à ces médicaments, comment ils devraient être testés et s'il existe des limites éthiques à ce que la pharmacologie peut ou devrait chercher à réaliser.

Au sein du vaste paysage de la pharmacologie, il est également intéressant d'examiner l'impact environnemental des médicaments. Lorsque nous pensons aux médicaments, nous nous concentrons souvent sur leurs effets directs sur l'individu, en négligeant le fait que, une fois excrétés ou éliminés, ces composés peuvent pénétrer dans l'environnement. Cela peut se produire par le biais du système d'égouts, où les médicaments non complètement métabolisés peuvent finir dans les cours d'eau et affecter la faune aquatique. Il existe des études montrant comment certaines espèces de poissons peuvent être influencées par la présence de médicaments tels que les hormones ou les antidépresseurs dans les cours d'eau.

Un autre sujet crucial concerne la résistance aux médicaments. Les antibiotiques, par exemple, ont été un pilier de la médecine moderne, mais leur utilisation excessive ou inappropriée a conduit à l'émergence de souches de bactéries résistantes. Cette résistance aux antibiotiques constitue l'un des principaux défis pour la santé mondiale, avec la perspective de maladies autrefois traitables devenant à nouveau létales.

Dans le contexte de la mondialisation, il est également essentiel de considérer l'accès aux médicaments. Alors que les nations industrialisées ont un large accès à une gamme variée de médicaments, de nombreuses régions du monde, en particulier les pays en développement, sont confrontées à des défis significatifs. Ceux-ci incluent la disponibilité limitée de traitements essentiels, des coûts prohibitifs et la présence de médicaments contrefaits ou de mauvaise qualité. La question de l'accès équitable aux médicaments est un défi éthique qui nécessite une attention à la fois nationale et internationale.

Un autre domaine d'intérêt concerne les "médicaments orphelins", c'est-à-dire ceux destinés au traitement de maladies rares. En raison du nombre limité de patients atteints de ces maladies, il n'est pas toujours économiquement avantageux pour les entreprises pharmaceutiques d'investir dans la recherche et le développement de ces traitements. Cependant, pour les patients atteints de ces maladies, de tels médicaments peuvent représenter le seul espoir de traitement. En tant que société, comment équilibrer les besoins économiques avec l'exigence éthique de fournir des soins à tous ?

Un domaine qui attire de plus en plus l'attention est l'interaction entre les médicaments et le microbiote humain, la vaste communauté de microbes vivant dans notre corps. On pense que le microbiote influence la réponse aux médicaments, le métabolisme et même la susceptibilité aux effets secondaires. Cela suggère qu'à l'avenir, nous pourrions devoir considérer non seulement le profil génétique du patient, mais aussi la composition de son microbiote lors de la prescription de médicaments.

Les interactions médicamenteuses en sont un autre défi. Alors qu'un médicament unique peut avoir un profil de sécurité bien défini lorsqu'il est utilisé seul, son utilisation combinée avec d'autres médicaments peut entraîner des effets inattendus ou amplifiés. Avec la prévalence croissante de patients sous polypharmacie, en particulier dans les populations âgées, la capacité de prédire et de gérer ces interactions devient essentielle.

L'éducation des patients sur la pharmacothérapie est un domaine qui mérite une attention particulière. Souvent, la compréhension du patient de l'utilisation, des effets secondaires et des avantages potentiels d'un médicament peut influencer directement son adhésion au traitement. Des études ont montré que les patients qui comprennent pourquoi ils prennent un médicament particulier et les avantages potentiels sont plus susceptibles de suivre leur régime thérapeutique. Cette prise de conscience souligne l'importance pour les infirmières et les autres professionnels de la santé de fournir une éducation claire et compréhensible sur les médicaments.

La technologie joue un rôle de plus en plus important dans la pharmacologie moderne. Les applications numériques, par exemple, peuvent aider les patients à surveiller leur prise de médicaments, à reconnaître les effets secondaires et à signaler d'éventuelles anomalies à leurs prestataires de soins de santé. Ces applications peuvent également fournir des rappels pour la prise de médicaments, garantissant que les patients ne manquent pas de doses et maintiennent un régime thérapeutique constant.

Une perspective intéressante concerne également l'utilisation de l'intelligence artificielle (IA) dans la découverte et le développement de nouveaux médicaments. La puissance de calcul des technologies IA modernes permet d'analyser d'énormes ensembles de données pour identifier des composés pharmaceutiques potentiels et prédire leur efficacité et leur sécurité dans des modèles biologiques. Cela pourrait révolutionner la vitesse et l'efficacité avec lesquelles de nouveaux médicaments sont mis sur le marché.

L'éthique de la recherche clinique est une autre question centrale en pharmacologie. Pour déterminer l'efficacité et la sécurité d'un nouveau médicament, il est nécessaire de le tester sur des sujets humains. Cela soulève des questions éthiques concernant le consentement éclairé, la sélection des participants et les risques et avantages potentiels. De plus, avec la mondialisation croissante de la recherche clinique, des questions se posent concernant les essais de médicaments dans des pays avec des normes éthiques différentes ou des ressources limitées.

Un autre aspect à considérer est l'évolution des maladies elles-mêmes. À mesure que la société change, les maladies évoluent également. Par exemple, avec l'augmentation de l'obésité à l'échelle mondiale, on prévoit qu'il y aura une demande accrue de médicaments pour traiter les complications associées, telles que le diabète et les maladies cardiovasculaires. De même, le vieillissement de la population pourrait entraîner une demande accrue de médicaments pour traiter les maladies liées à l'âge, telles que la maladie d'Alzheimer ou l'ostéoporose.

Enfin, le rôle de la culture et de la perception sociale des médicaments ne peut pas être négligé. Dans différentes cultures, l'utilisation de médicaments peut être perçue de manière très différente. Dans certains contextes, il peut y avoir une plus grande confiance dans la médecine traditionnelle par rapport aux médicaments modernes, tandis que dans d'autres, il peut y avoir une tendance à surutiliser ou abuser de certains médicaments. Comprendre ces dynamiques culturelles peut être essentiel pour l'administration et la prescription efficaces de médicaments dans une société de plus en plus globalisée.

La Pharmacologie et ses implications

En conclusion, la pharmacologie n'est pas seulement l'étude des substances qui influencent les processus biologiques, mais elle représente un point de convergence entre la science, la société, l'éthique et la culture. Chaque médicament porte en lui une histoire, de l'idée initiale à la découverte, à l'expérimentation clinique, et enfin à son introduction sur le marché pharmaceutique. Ce parcours est guidé non seulement par la recherche de l'efficacité thérapeutique, mais aussi par des considérations économiques, éthiques et sociales. La terminologie pharmacologique, en tant que point de départ pour quiconque s'approche de cette discipline, est essentielle non seulement pour comprendre le "comment" et le "pourquoi" de l'action d'un médicament, mais aussi pour communiquer efficacement au sein de la communauté médicale et avec les patients. Cette terminologie reflète la complexité et la profondeur du domaine, y compris tout, des voies métaboliques aux interactions médicamenteuses, aux effets secondaires et aux réactions indésirables.

Cependant, en plus de la terminologie technique, il est essentiel de comprendre les contextes plus vastes dans lesquels la pharmacologie s'inscrit. Cela inclut l'importance de l'éducation des patients, l'évolution des maladies, la perception sociale des médicaments et l'impact de la mondialisation. La pharmacologie n'est pas une science isolée ; elle est profondément entrelacée avec le tissu même de la société et influencée par des changements culturels, économiques et technologiques. À une époque où l'information est de plus en plus accessible, mais souvent déformée ou trompeuse, la capacité de communiquer des informations claires et précises sur la pharmacologie est plus importante que jamais. Et tandis que nous nous efforçons de développer de nouveaux médicaments pour faire face aux maladies émergentes et aux défis mondiaux en matière de santé, nous devons également réfléchir de manière critique aux implications plus larges de nos choix et actions. En résumé, la pharmacologie, avec sa terminologie et ses principes, est une lentille à travers laquelle nous pouvons voir non seulement le monde microscopique des processus cellulaires, mais aussi les dynamiques macroscopiques de la société mondiale et les défis éthiques auxquels nous sommes confrontés.

5. Lecture des Ordonnances • Comment interpréter les ordonnances médicales.

Interpréter correctement une ordonnance médicale est essentiel pour garantir la sécurité du patient et l'efficacité du traitement. Les ordonnances peuvent sembler complexes en raison de l'utilisation d'abréviations, de la terminologie médicale et de notations spécifiques. Cependant, comprendre les ordonnances est essentiel pour les infirmiers, les pharmaciens et d'autres professionnels de la santé, ainsi que pour les patients eux-mêmes.

Origines et Histoire des Ordonnances

Les ordonnances ont une longue histoire, remontant aux civilisations anciennes, lorsqu'elles étaient gravées sur des tablettes d'argile ou écrites sur du papyrus. Au fil du temps, la structure et le format des ordonnances sont devenus plus normalisés, en particulier avec l'avènement de la pratique médicale moderne. Bien qu'aujourd'hui les ordonnances soient souvent générées électroniquement, la terminologie et les abréviations traditionnelles sont toujours largement utilisées.

Éléments Clés des Ordonnances

Les ordonnances comprennent généralement :
- Nom du Patient et Détails d'Identification : Ils garantissent que le médicament est fourni à la bonne personne.

- Date : Indique quand l'ordonnance a été rédigée. Certaines ordonnances ont une date d'expiration après laquelle elles ne peuvent plus être délivrées.
- Nom du Médicament : Il peut s'agir du nom générique ou de la marque.
- Posologie : Indique la quantité de médicament que le patient doit prendre.
- Voie d'Administration : Par exemple, orale, intramusculaire, topique.
- Fréquence : Spécifie à quelle régularité le patient doit prendre le médicament, comme deux fois par jour, tous les jours, etc.
- Durée : Pendant combien de temps le patient doit prendre le médicament.
- Instructions Spécifiques : Par exemple, "prendre avec de la nourriture" ou "éviter l'exposition au soleil".
- Signature du Médecin et Coordonnées : Importantes pour la vérification et d'éventuelles questions.

Abréviations Courantes dans les Ordonnances

La compréhension des abréviations est essentielle pour interpréter correctement une ordonnance. Par exemple :

- q.d. : chaque jour
- b.i.d. : deux fois par jour
- t.i.d. : trois fois par jour

- q.i.d. : quatre fois par jour
- p.r.n. : au besoin
- a.c. : avant les repas
- p.c. : après les repas

Défis dans l'Interprétation des Ordonnances

Malgré les efforts pour rendre les ordonnances claires et compréhensibles, des problèmes peuvent survenir. Par exemple, une écriture illisible ou l'utilisation incorrecte des abréviations peuvent entraîner des erreurs dans la délivrance des médicaments. Avec la montée en puissance des ordonnances électroniques, bon nombre de ces problèmes diminuent, mais des défis peuvent encore survenir, tels que des erreurs systémiques ou des problèmes de compatibilité entre différents logiciels.

Rôle des Patients dans l'Interprétation des Ordonnances

Tandis que les professionnels de la santé jouent un rôle clé dans l'interprétation et la mise en œuvre des ordonnances, les patients ont également une responsabilité. Il est important que les patients comprennent leur ordonnance, posent des questions en cas de doute et suivent attentivement les instructions. De plus, ils devraient toujours vérifier les étiquettes des médicaments lorsqu'ils en reçoivent un pour s'assurer qu'il correspond à ce qui a été prescrit.

En résumé, interpréter correctement une ordonnance est une compétence essentielle pour garantir que les médicaments soient administrés en toute sécurité et efficacité. Cela requiert une combinaison de compréhension de la terminologie médicale, d'attention aux détails et d'une communication claire entre médecins, pharmaciens, infirmiers et patients.

L'Interprétation des Ordonnances Médicales : Une Tâche Complex

L'interprétation des ordonnances médicales représente un défi constant, non seulement en raison de la complexité inhérente des informations qu'elles contiennent, mais aussi en raison des conséquences potentiellement dangereuses d'une interprétation erronée.

Tendances Technologiques et Ordonnances Électroniques

Les tendances technologiques ont introduit les ordonnances électroniques, visant à réduire les erreurs humaines. Cependant, ces systèmes ne sont pas exempts de défis. Les interfaces logicielles doivent être intuitives et minimiser les risques d'erreurs de saisie de données. Bien que la lisibilité de l'écriture manuscrite ne soit plus un problème, les ordonnances électroniques peuvent poser des problèmes d'intégration entre les différents systèmes hospitaliers ou pharmaceutiques, créant des obstacles dans la transmission des informations.

L'Importance de la Formation Continue

Étant donné l'évolution constante des thérapies pharmaceutiques et des recommandations cliniques, il est essentiel que les professionnels de la santé s'engagent dans une formation continue. Cela aide non seulement à garantir qu'ils comprennent les nouvelles thérapies disponibles, mais aussi à se familiariser avec des termes ou des abréviations nouveaux ou moins courants qui pourraient apparaître dans les ordonnances.

Communication Entre Professionnels de la Santé

Il est essentiel qu'il y ait une communication ouverte et claire entre les différents professionnels de la santé. Par exemple, si un pharmacien a des doutes sur une ordonnance, il devrait se sentir libre de contacter le médecin prescripteur pour demander des éclaircissements. Ce type de communication interprofessionnelle peut prévenir des erreurs potentiellement dangereuses et garantir la sécurité du patient.

Rôle des Patients et l'Illettrisme Fonctionnel

Bien que les professionnels de la santé aient la responsabilité principale de garantir la clarté des ordonnances, les patients jouent également un rôle crucial. On estime qu'une part significative de la population souffre d'"illettrisme fonctionnel", ce qui signifie qu'ils pourraient ne pas comprendre pleinement les instructions écrites. Cela met l'accent sur la nécessité de s'assurer que les ordonnances soient rédigées de manière claire et compréhensible, et que les patients reçoivent une formation adéquate sur la manière de lire et d'interpréter les instructions.

Ordonnances en Diverses Langues

Dans un monde de plus en plus globalisé, il n'est pas rare que les patients reçoivent des soins dans un pays où ils ne parlent pas leur langue maternelle. Cela pose le défi de s'assurer que les ordonnances soient compréhensibles pour ceux qui ne parlent pas la langue dans laquelle elles sont rédigées. Certains hôpitaux et cliniques mettent en place des systèmes de traduction automatique ou utilisent des traducteurs humains pour garantir la clarté des ordonnances pour tous les patients, quelle que soit leur langue maternelle.

Respect des Normes et de la Confidentialité

Avec l'avènement des ordonnances électroniques, des préoccupations concernant la confidentialité et la sécurité des données émergent également. Il est essentiel que ces systèmes soient conformes aux réglementations sur la confidentialité et qu'ils garantissent la sécurité des informations sensibles des patients.

En Conclusion

En fin de compte, alors que l'interprétation des ordonnances peut sembler être une simple transcription d'informations d'un document à l'autre, elle représente en réalité un complexe entrelacement de compétences, de communication et de technologie. Chaque aspect de ce processus a des implications profondes pour la sécurité et le bien-être des patients.

Gestion des Ordonnances Médicales : Les Complexités en Approfondissement

La gestion des ordonnances médicales est une tâche complexe qui nécessite une compréhension approfondie non seulement de la terminologie médicale et pharmaceutique, mais aussi des dynamiques interpersonnelles et des technologies émergentes. Explorons plus en détail certains aspects de ce domaine complexe.

Culture de la Sécurité et Réduction des Erreurs

Les erreurs liées aux ordonnances sont l'une des principales préoccupations dans le domaine de la santé. Pour réduire ces erreurs, de nombreux établissements de santé adoptent une culture de la sécurité, mettant l'accent sur l'importance de la communication ouverte concernant les erreurs, leur analyse et la mise en œuvre de mesures correctives. Ce type de culture encourage les professionnels de la santé à signaler les erreurs sans crainte de représailles, permettant ainsi une réponse plus efficace.

Rôle de la Technologie et de l'Intelligence Artificielle

Avec l'évolution de la technologie, l'intelligence artificielle (IA) joue un rôle croissant dans la gestion des ordonnances. Il existe des systèmes qui utilisent l'IA pour détecter les interactions pharmacologiques potentielles, les dosages incorrects ou d'autres anomalies dans une ordonnance avant qu'elle n'atteigne le patient. Ces systèmes peuvent agir comme une couche de vérification supplémentaire, réduisant ainsi le risque d'erreurs humaines.

Dynamiques Interpersonnelles et Attention au Patient

L'importance d'une communication efficace entre le médecin et le patient ne peut être surestimée.

Le médecin doit s'assurer que le patient comprend non seulement le dosage et la fréquence de prise du médicament, mais aussi la raison de la prescription, les effets secondaires potentiels et les possibles interactions avec d'autres médicaments. Cela nécessite du temps, de l'empathie et de l'attention.

Problèmes d'Accès aux Soins et Coût des Médicaments

Les ordonnances, bien qu'elles soient un élément fondamental du plan de traitement du patient, peuvent poser problème si les patients ne peuvent pas se permettre les médicaments prescrits. Dans de nombreuses nations, le coût élevé des médicaments constitue un obstacle majeur pour de nombreux patients. Les professionnels de la santé doivent être conscients de ces défis et rechercher, autant que possible, des alternatives moins coûteuses ou des programmes d'assistance pouvant aider les patients à obtenir les médicaments dont ils ont besoin.

Conscience Culturelle et Sensibilité

Dans une société de plus en plus diversifiée, les professionnels de la santé doivent également être conscients des différences culturelles qui peuvent influencer la perception et l'utilisation des médicaments. Par exemple, certaines cultures peuvent avoir des croyances ou des pratiques traditionnelles qui influencent leur volonté de prendre certains médicaments. Comprendre et respecter ces différences est essentiel pour fournir des soins efficaces.

La Nécessité de la Formation Continue

Comme dans de nombreux domaines du secteur médical, le domaine des ordonnances est en constante évolution. De nouveaux médicaments sont développés, les lignes directrices changent et les technologies progressent. Pour rester à jour avec ces innovations, les professionnels de la santé doivent s'engager dans une formation continue, en participant à des séminaires, des cours et d'autres opportunités éducatives.

La Même Ordonnance dans Divers Contextes

Un aspect souvent négligé des ordonnances est la manière dont elles peuvent varier en fonction du contexte. Par exemple, une ordonnance dans un environnement hospitalier peut différer légèrement de celle dans une clinique ambulatoire ou dans un établissement de soins. Les infirmiers et d'autres professionnels de la santé doivent être attentifs à ces nuances et adapter leurs pratiques en conséquence.

En Conclusion

En conclusion, la gestion des ordonnances ne se limite pas à la simple lecture et interprétation d'un document. Elle implique une compréhension approfondie de la médecine, de la technologie, de la communication et des dynamiques interpersonnelles, le tout étant entrelacé dans un équilibre délicat ayant pour objectif principal la sécurité et le bien-être du patient.

Lecture et Interprétation des Ordonnances Médicales : Un Compétence Essentielle

La lecture et l'interprétation des ordonnances médicales sont des activités fondamentales dans la pratique infirmière et dans le domaine de la santé en général. L'interprétation correcte des ordonnances garantit que les patients reçoivent les thérapies appropriées, minimisant ainsi le risque d'erreurs médicales et de complications associées. Cependant, comme nous l'avons exploré, cette pratique n'est pas simple et nécessite des compétences multidisciplinaires.

Éléments Clés dans l'Interprétation des Ordonnances :

1. **Précision** : L'importance de lire attentivement et d'interpréter correctement chaque élément d'une ordonnance ne peut être suffisamment soulignée. Chaque détail, de l'identification du

médicament au dosage, à la fréquence d'administration, doit être examiné avec la plus grande attention.

2. **Communication Efficace** : La collaboration entre les différents professionnels de la santé, tels que les médecins, les infirmiers, les pharmaciens et les thérapeutes, est cruciale. Chaque professionnel a un rôle spécifique dans le processus, et leur collaboration garantit que le patient reçoive la thérapie la plus appropriée.

3. **Éducation du Patient** : Il ne suffit pas de simplement donner au patient le médicament prescrit. Il est essentiel d'informer le patient sur la raison pour laquelle ce médicament particulier lui a été prescrit, sur les effets secondaires potentiels et sur la manière de le prendre, et quand. Cela garantit que le patient est un partenaire actif dans son parcours de soins.

4. **Utilisation de la Technologie** : Alors que la technologie a simplifié de nombreuses étapes du processus, elle a également introduit de nouveaux défis. Les professionnels de la santé doivent être correctement formés pour utiliser les systèmes de prescription électronique et d'autres outils numériques, tout en garantissant la sécurité et la confidentialité des données des patients.

5. **Conscience Culturelle** : Nous vivons dans un monde globalisé, avec une diversité croissante de patients issus de différents milieux culturels. La capacité à comprendre et à respecter les différentes perspectives et croyances culturelles concernant la médecine et les soins de santé est essentielle.

6. **Amélioration Continue** : La médecine est un domaine en constante évolution, avec de nouveaux médicaments, traitements et lignes directrices émergents régulièrement. Il est essentiel que les professionnels de la santé s'engagent dans un apprentissage continu et une mise à jour pour s'assurer de fournir des soins les plus actuels et fondés sur des preuves à leurs patients.

En Conclusion

En conclusion, l'interprétation des ordonnances médicales est une tâche complexe qui joue un rôle crucial dans les soins aux patients. Elle nécessite de la précision, de la communication, de l'éducation et une compréhension approfondie à la fois de la médecine et des personnes auxquelles elle est destinée. Sa mise en œuvre correcte garantit non seulement la santé et la sécurité des patients, mais renforce également la confiance entre le patient et le professionnel de la santé, élément clé d'un traitement réussi.

6. Calculs de Doses Orales : Liquides, Comprimés, Gélules

Calculs de Doses Orales : Liquides, Comprimés, Gélules

Lorsque nous parlons de calculs de doses orales, nous faisons référence au processus de détermination de la quantité exacte de médicament à administrer à un patient par voie orale. Il s'agit d'une compétence essentielle pour les infirmières et autres professionnels de la santé, car elle garantit que les patients reçoivent la bonne dose de médicament, évitant ainsi les surdoses ou les sous-doses qui pourraient avoir de graves conséquences pour la santé.

Liquides Les médicaments liquides sont souvent prescrits en millilitres (ml) ou d'autres unités de mesure liquide. La concentration du médicament dans le liquide est généralement exprimée en quantité de médicament par unité de volume, telle que mg/ml. • Concentration et Volume : Pour déterminer la bonne dose d'un médicament liquide, les infirmières doivent prendre en compte à la fois la concentration du médicament et le volume total à administrer. Par exemple, si un médecin prescrit 50 mg d'un médicament et que la solution disponible a une concentration de 10 mg/ml, le patient devra recevoir 5 ml de cette solution. • Utilisation d'Instruments de Mesure : Il est essentiel d'utiliser des instruments de mesure appropriés, tels que des seringues graduées ou des gobelets doseurs, pour garantir la précision de l'administration.

Comprimés et Gélules Les comprimés et les gélules sont les formes les plus courantes de médicaments administrés par voie orale et sont généralement prescrits en milligrammes (mg) ou d'autres unités de mesure de poids. • Dosage : Lors de l'administration d'un médicament sous forme de comprimé ou de gélule, il est essentiel de prendre en compte la posologie prescrite et la posologie disponible pour chaque comprimé ou gélule. Par exemple, si une dose de 100 mg est prescrite et que des comprimés de 50 mg sont disponibles, le patient devra prendre deux comprimés. • Fractionnement des Comprimés : Dans certains cas, il peut être nécessaire de diviser les comprimés pour obtenir la bonne dose. Il est important d'utiliser des outils appropriés, tels que des diviseurs de pilules, pour garantir une division précise et éviter les erreurs de dosage. • Considérations sur les Gélules : Contrairement aux comprimés, les gélules ne peuvent pas être divisées. Si la dose requise n'est pas disponible dans une gélule de certaine taille, il peut être nécessaire de prescrire une combinaison de différentes tailles de gélules ou de considérer une autre forme de médicament.

Considérations Générales sur les Calculs de Doses Orales : • Formules Standardisées : De nombreux infirmiers utilisent des formules standardisées pour les aider dans les calculs de dosage. Ces formules tiennent compte de la dose souhaitée, de la dose disponible et de la forme du médicament (liquide, comprimé, gélule) pour déterminer la quantité exacte à administrer. • Vérification : Il est essentiel de toujours vérifier les calculs et, si possible, de les faire vérifier par un autre professionnel de la santé. Cette étape réduit le risque d'erreurs. • Éducation du Patient : Une fois la bonne dose calculée, les infirmières doivent informer les patients sur la manière de prendre le médicament, quand le prendre, ainsi que sur les effets secondaires potentiels et les interactions avec d'autres médicaments.

En résumé, le calcul précis des doses orales est un aspect essentiel de l'administration de médicaments. Il nécessite de l'attention aux détails, des compétences mathématiques et une connaissance approfondie des médicaments et de leurs différentes formes. Lorsqu'ils sont effectués correctement, ces calculs garantissent que les patients reçoivent la quantité exacte de médicament nécessaire pour traiter leurs affections, maximisant ainsi l'efficacité du traitement et minimisant les risques associés.

La Complexité des Calculs de Doses Orales et les Facteurs à Prendre en Compte

La complexité des calculs de doses orales est accentuée par plusieurs facteurs auxquels les infirmières et autres professionnels de la santé doivent être attentifs. Par exemple, tandis que les ordonnances médicales sont rédigées en tenant compte du poids du patient, de l'âge ou d'autres conditions médicales, les dynamiques réelles de l'absorption du médicament peuvent varier d'une personne à l'autre.

Bioéquivalence et Formulations Génériques Tous les comprimés ou gélules ne sont pas créés de la même manière. Bien que deux médicaments puissent avoir la même quantité de principe actif, ils peuvent avoir des profils de libération ou de biodisponibilité différents. Cela est particulièrement pertinent lorsque l'on considère les médicaments génériques par rapport à leurs équivalents de marque. La bioéquivalence, c'est-à-dire le fait que deux médicaments produisent les mêmes effets dans le corps, est essentielle. Si un patient passe d'un médicament de marque à un médicament générique, ou vice versa, il peut être nécessaire de surveiller attentivement les réponses du patient et d'apporter d'éventuels ajustements de dosage.

Interactions Alimentaires L'administration de doses orales peut également dépendre de la nourriture. Certains médicaments doivent être pris à jeun, tandis que d'autres doivent être pris avec de la nourriture pour améliorer l'absorption ou réduire les effets secondaires. La présence de nourriture peut influencer la vitesse et l'efficacité de l'absorption d'un médicament dans la circulation sanguine. Par exemple, la nourriture peut retarder l'absorption d'un médicament et en retarder les effets.

Variations Physiologiques Des facteurs tels que le pH de l'estomac, la vitesse de vidange gastrique et la présence d'autres médicaments ou substances dans le tractus gastro-intestinal peuvent influencer l'absorption d'un médicament oral. De plus, certaines personnes peuvent avoir des barrières intestinales plus perméables, permettant une absorption plus rapide ou plus importante, tandis que d'autres peuvent avoir des barrières moins perméables.

Tolérance et Adaptation Avec une utilisation continue, la dose d'un médicament peut devoir être modifiée. Le corps peut développer une tolérance à certains médicaments, ce qui signifie qu'au fil du temps, une dose plus élevée pourrait être nécessaire pour obtenir le même effet. Cela est particulièrement vrai pour les médicaments agissant sur le système nerveux central, tels que les analgésiques. **Médicaments à Libération Contrôlée** De nombreux médicaments sont aujourd'hui formulés pour une libération contrôlée ou prolongée. Cela signifie que le médicament est libéré lentement dans le corps sur de nombreuses heures, éliminant ainsi la nécessité de doses fréquentes. Ces formulations peuvent présenter des défis en matière de calculs de dosage, car diviser ou écraser ces comprimés peut altérer le profil de libération et entraîner une absorption rapide et potentiellement dangereuse du médicament. De plus, la pratique de la division des comprimés n'est pas toujours simple ni précise. Les comprimés ne sont pas toujours conçus pour être divisés et, même avec l'utilisation d'un diviseur de pilules, ils ne se divisent pas toujours en parts égales. Cela peut entraîner des doses incohérentes et potentiellement dangereuses. À mesure que la technologie et la recherche progressent, de nouvelles formulations et méthodes d'administration sont développées pour améliorer l'efficacité et la sécurité des médicaments oraux. Cependant, cela nécessite également que les infirmières et autres professionnels de la santé restent constamment à jour et prêts à s'adapter aux nouveaux défis que ces innovations peuvent présenter.

Gestion Précise des Calculs de Doses Orales La gestion précise des calculs de doses orales est une symbiose entre la science et l'art. La compréhension des médicaments et des processus physiologiques est essentielle, mais aussi la capacité d'évaluer chaque patient comme un individu unique avec des besoins et des réactions spécifiques. **Stabilité du Médicament et Stockage** Les médicaments peuvent se dégrader ou se détériorer s'ils ne sont pas correctement stockés. La lumière, l'humidité, la température et l'air peuvent affecter la puissance et l'efficacité d'un médicament. Par exemple, certains médicaments doivent être conservés au réfrigérateur, tandis que d'autres peuvent perdre leur efficacité s'ils sont exposés à la lumière directe du soleil. Ces facteurs peuvent affecter la dose réelle qu'un patient reçoit lorsqu'il prend un médicament. Il est donc essentiel que les infirmières soient conscientes des besoins spécifiques de conservation de chaque médicament et informent les patients sur la manière de conserver correctement leurs médicaments à domicile.

Variations Génétiques et Métabolisme des Médicaments La génétique peut jouer un rôle crucial dans la façon dont un individu métabolise un médicament particulier. Certaines personnes peuvent avoir une activité enzymatique plus élevée ou plus faible, ce qui peut influencer la vitesse à laquelle un médicament est métabolisé et éliminé du corps. Cela peut nécessiter des ajustements de dosage pour s'assurer que le médicament reste dans le système du patient pendant le temps nécessaire pour obtenir l'effet souhaité. La pharmacogénomique est un domaine émergent qui explore comment les variations génétiques individuelles peuvent influencer la réponse d'une personne aux médicaments.

Doses Pédiatriques et Gériatriques Les enfants et les personnes âgées nécessitent souvent une considération spéciale en ce qui concerne les calculs de doses. Les enfants, en particulier, ont des systèmes organiques encore en développement, ce qui peut influencer la façon dont ils métabolisent et réagissent aux médicaments. Les personnes âgées, d'autre part, peuvent présenter une fonction rénale ou hépatique réduite, ce qui peut influencer l'élimination des médicaments. Ces groupes de patients peuvent également être plus sensibles à certains effets secondaires.

Formulations Spéciales Outre les comprimés et les gélules traditionnels, il existe de nombreuses autres formulations buvables, telles que les suspensions, les sirops, les comprimés à sucer, les poudres, les granulés, et ainsi de suite. Chaque type a ses propres particularités en termes de préparation et d'administration. Par exemple, une suspension peut nécessiter d'être agitée avant utilisation pour assurer une distribution uniforme du médicament.

Connaissance Culturelle et Linguistique Dans la société mondiale d'aujourd'hui, il est courant de rencontrer des patients de différentes cultures et langues. Certaines cultures peuvent avoir des croyances ou des pratiques liées à la prise de médicaments qui diffèrent de la médecine occidentale traditionnelle. Comprendre et respecter ces différences peut contribuer à améliorer l'observance thérapeutique et les résultats pour les patients. **Surveillance et Suivi** Après avoir déterminé et administré la bonne dose, il est essentiel de surveiller le patient pour s'assurer que le médicament produit l'effet souhaité et qu'aucun effet secondaire ne se produit. Cela peut inclure la mesure régulière des taux sanguins du médicament, l'évaluation des symptômes ou la vérification avec le patient de la manière dont il se sent. Cette surveillance continue peut conduire à des ajustements supplémentaires de la dose ou à la nécessité de changer complètement de médicament.

Médicaments Multimodaux et Polithérapie Dans de nombreux scénarios cliniques, les patients ne prennent pas un seul médicament, mais plutôt une combinaison de médicaments. La polithérapie, ou l'utilisation concomitante de plusieurs médicaments, peut compliquer davantage les calculs de dosage oral. Chaque médicament a le potentiel d'interagir avec un autre, ce qui peut influencer son efficacité ou augmenter le risque d'effets secondaires. Certaines de ces interactions peuvent également modifier la quantité de médicament absorbée ou la vitesse à laquelle elle est métabolisée, nécessitant des ajustements de dosage supplémentaires.

Adhérence Thérapeutique Même si un dosage est correctement calculé, son efficacité est inutile si le patient ne respecte pas le régime thérapeutique. La non-adhérence peut se produire pour diverses raisons, notamment les effets secondaires, la complexité du schéma posologique, le manque de compréhension du patient ou des considérations économiques telles que le coût des médicaments. Les infirmières doivent souvent jouer le rôle d'éducateurs, en veillant à ce que les patients comprennent l'importance de leur régime médicamenteux et les risques potentiels de la non-adhérence.

Systèmes de Soutien à la Décision Clinique À l'ère numérique, la technologie joue un rôle de plus en plus important dans le soutien aux infirmières et autres professionnels de la santé dans les calculs de dosage. De nombreux hôpitaux et cliniques utilisent désormais des systèmes électroniques de soutien à la décision qui peuvent avertir les infirmières des erreurs potentielles de dosage ou des interactions médicamenteuses. Cependant, comme pour tout outil, ces systèmes ne sont pas infaillibles et nécessitent une utilisation critique et informée.

Médicaments à Haut Risque Certains médicaments sont particulièrement à haut risque s'ils sont mal dosés. Ces médicaments "à haut risque" peuvent inclure les anticoagulants, l'insuline, les opioïdes et les agents de chimiothérapie. En raison du potentiel de graves conséquences en cas d'erreur de dosage, ces médicaments nécessitent souvent des contrôles supplémentaires, tels qu'une double vérification par un autre professionnel de la santé, avant l'administration. **Connaissance des Formulations en Vente Libre et des Compléments Alimentaires** Non seulement les médicaments prescrits influencent la pharmacocinétique et la pharmacodynamique, mais aussi les médicaments en vente libre (OTC) et les compléments alimentaires. Par exemple, certains compléments alimentaires, comme le millepertuis, peuvent interagir avec les médicaments prescrits, modifiant leur effet. Les infirmières doivent avoir une compréhension complète de ce que prend un patient, non seulement en termes de médicaments prescrits, mais aussi d'OTC et de compléments.

Implications Éthiques et Légalité dans les Calculs de Dosage L'administration de médicaments ne concerne pas seulement la science ; il existe également des considérations éthiques et légales. Les erreurs de dosage peuvent avoir des conséquences graves, non seulement pour la santé du patient, mais aussi pour la carrière et la responsabilité légale de l'infirmière. Les infirmières doivent agir avec la plus grande diligence et attention lorsqu'elles calculent et administrent des médicaments, reconnaissant la profonde confiance que les patients placent en elles.

Variabilité du Patient et Personnalisation du Traitement Chaque individu est unique dans sa réponse aux médicaments. Des facteurs tels que l'âge, le sexe, le poids, la fonction rénale et hépatique, et les comorbidités peuvent tous influencer la réponse d'un individu à une dose spécifique. Ce concept de médecine personnalisée gagne de plus en plus de reconnaissance, car on cherche à optimiser le traitement pour chaque patient. Cela signifie que les infirmières, en plus d'utiliser des formules standardisées pour calculer les doses, doivent également être en mesure d'ajuster ces doses en fonction des besoins spécifiques du patient. **Différences Pharmacodynamiques** La pharmacodynamique concerne l'effet du médicament sur le corps. Deux patients peuvent métaboliser un médicament de la même manière (pharmacocinétique), mais peuvent répondre différemment au médicament en raison de différences pharmacodynamiques. Par exemple, une personne peut avoir un plus grand nombre de récepteurs pour un médicament particulier, la rendant plus sensible à son action. Les infirmières doivent être attentives à ces différents niveaux de réponse et prêtes à ajuster la dose si nécessaire. **Environnement d'Administration** L'environnement dans lequel un patient reçoit un médicament peut également influencer son efficacité. Par exemple, un patient anxieux ou stressé peut métaboliser les médicaments différemment par rapport à un moment de détente. L'environnement hospitalier lui-même, avec ses rythmes et ses interruptions, peut influencer le timing et l'efficacité de l'administration de médicaments. Les infirmières doivent être attentives non seulement au "comment" et au "combien" de l'administration du médicament, mais aussi au "où" et au "quand".

Éducation Continue et Formation Le monde de la pharmacologie est en constante évolution. De nouveaux médicaments sont développés, d'anciens médicaments sont retirés ou remplacés, et de nouvelles recherches émergent régulièrement sur les meilleures pratiques de dosage. Pour maintenir une pratique sûre et efficace, les infirmières doivent s'engager dans une éducation continue. Cela peut inclure la participation à des ateliers, la lecture de revues professionnelles ou la participation à des cours de formation parrainés par des institutions de santé.

Technologie et Innovation Comme mentionné précédemment, la technologie joue un rôle de plus en plus important dans la pratique infirmière. En plus des systèmes de soutien à la décision, il existe des applications mobiles, des logiciels et des appareils qui aident dans l'administration et le calcul des médicaments. Bien que ces technologies puissent fournir un niveau supplémentaire de sécurité et de précision, il est essentiel que les infirmières ne s'appuient pas trop sur elles. La compétence clinique et le jugement sont irremplaçables.

Feedback et Évaluation Continue Après l'administration de tout médicament, il est essentiel d'avoir un système de feedback. Cela permet de surveiller la réponse du patient, d'identifier rapidement tout effet secondaire ou réaction indésirable et d'apporter les ajustements nécessaires dans le traitement. Ce processus d'évaluation continue garantit que les patients reçoivent les meilleurs soins possibles et que tout problème soit rapidement identifié et géré.

En résumé, les calculs de dose orale, bien qu'ils constituent une compétence fondamentale dans la pratique infirmière, ne représentent qu'une petite partie d'un tableau beaucoup plus vaste et complexe. L'administration de médicaments, en particulier par voie orale, nécessite une compréhension approfondie de divers aspects, de la pharmacologie à la physiologie humaine, des interactions pharmacologiques aux besoins spécifiques du patient. La variabilité entre les patients introduit un certain nombre de défis. Des facteurs tels que l'âge, la génétique, les comorbidités et l'environnement peuvent avoir un impact profond sur la façon dont un individu répond à un médicament spécifique. Les infirmières doivent être préparées non seulement à calculer la dose correcte, mais aussi à anticiper, identifier et gérer toute réponse atypique ou effet secondaire. L'importance de l'éducation continue ne peut être suffisamment soulignée. Avec le développement et l'évolution constants des médicaments, les infirmières doivent maintenir à jour leurs compétences et leurs connaissances. Cela garantit non seulement que les patients reçoivent les meilleurs soins possibles, mais protège également les infirmières contre d'éventuelles responsabilités légales et professionnelles. L'innovation technologique offre des outils précieux pour soutenir les infirmières, mais cela s'accompagne de la responsabilité d'utiliser ces outils de manière critique et éclairée. S'appuyer trop sur la technologie peut entraîner de la négligence et des erreurs. Enfin, l'importance d'un système de feedback et d'évaluation continue est essentielle. Il ne s'agit pas seulement d'administrer le médicament, mais de surveiller et d'évaluer l'efficacité du traitement, en apportant les ajustements nécessaires en fonction des réponses et des besoins du patient. En conclusion, bien que la capacité à effectuer des calculs de dose orale précis soit cruciale, la pratique globale de l'administration de médicaments nécessite une profondeur de connaissance, un jugement critique et un engagement continu envers l'apprentissage et l'adaptation. La santé et le bien-être des patients dépendent de la capacité des infirmières à naviguer avec compétence dans cet domaine complexe et dynamique.

7. Calculs de Dose Parentérale • Injections et Leurs Dosages

Calculs de Dose Parentérale : Injections et Leurs Dosages

Types d'Injections Les injections parentérales sont des méthodes courantes d'administration de médicaments contournant le tractus gastro-intestinal. Il existe différents types d'injections, chacun ayant ses propres spécificités et techniques : • Intradermique (ID) : Ce type d'injection est administré dans le derme, juste sous l'épiderme. Il est couramment utilisé pour les tests d'allergie ou le test de la tuberculine. • Sous-cutanée (SC ou SubQ) : Les injections sous-cutanées sont administrées dans les tissus adipeux juste sous la peau. Des exemples courants incluent l'insuline et l'héparine. • Intramusculaire (IM) : Ces injections sont administrées directement dans les muscles. Cette méthode permet l'administration d'une plus grande dose de médicament par rapport aux techniques ID ou SubQ. Les vaccins et de nombreux antibiotiques sont souvent administrés par cette voie. • Intraveineuse (IV) : Ici, le médicament est administré directement dans le flux sanguin par une veine. Il s'agit de la méthode la plus rapide pour administrer des médicaments, car il pénètre directement dans la circulation systémique.

Facteurs à Considérer dans les Calculs Parentéraux • Volume : La quantité de solution ou de médicament à administrer. Cela peut être exprimé en millilitres (ml) ou dans d'autres unités de mesure. • Concentration : Indique combien de substance active se trouve dans un certain volume de solution. Cela est souvent exprimé en mg/ml ou dans des unités similaires. • Vitesse d'administration : Pour les injections IV, la vitesse à laquelle le médicament est administré peut être cruciale, surtout si une administration trop rapide peut provoquer des effets secondaires. • Compatibilité : Avant d'administrer deux médicaments ou plus ensemble, il est essentiel de s'assurer qu'ils sont compatibles et qu'ils n'interagissent pas de manière indésirable.

Formules Courantes Le calcul de la dose parentérale peut varier en fonction du type de médicament et de la voie d'administration. Cependant, une formule courante est la suivante : Dose désirée ÷ Dose disponible × Volume disponible = Volume à administrer Ce calcul aide l'infirmier à déterminer la quantité de solution médicamenteuse à administrer pour atteindre la dose désirée.

Défis et Considérations Bien que le calcul de la dose soit essentiel, il y a d'autres considérations que les infirmières doivent prendre en compte : • Technique d'injection : Chaque type d'injection a une technique spécifique qui doit être suivie pour assurer une administration sûre et efficace. • Réactions indésirables : Les réactions peuvent varier en fonction du type de médicament et de la voie d'administration. Les infirmières doivent surveiller attentivement les patients après l'administration pour tout signe de réaction. • Hygiène : L'hygiène est d'une importance primordiale lors de l'administration d'injections pour éviter les infections et autres complications. L'administration parentérale exige de la précision à la fois dans le calcul et dans la pratique. La connaissance et la compétence de l'infirmière sont essentielles pour garantir que les patients reçoivent des doses précises de manière sûre et efficace.

Placement et Sélection du Site d'Injection Le choix du site d'injection est essentiel non seulement pour assurer l'efficacité du médicament, mais aussi pour minimiser l'inconfort et prévenir les complications. • Intradermique (ID) : Les injections ID sont généralement administrées à l'intérieur de l'avant-bras, sur le côté supérieur du bras ou sur l'omoplate. Cela est dû à la visibilité claire d'une réaction, comme une zone en relief ou rouge, qui peut indiquer une réaction au test. • Sous-cutanée (SubQ) : Les sites courants comprennent l'abdomen (à au moins 5 cm du nombril), la cuisse antérieure et externe, le bras supérieur externe et le haut du dos (juste en dessous de l'omoplate). La rotation des sites d'injection est recommandée pour prévenir la lipodystrophie. • Intramusculaire (IM) : Ces injections nécessitent que le médicament pénètre à travers la couche cutanée et dans le muscle sous-jacent. Les sites d'injection IM les plus courants sont le muscle deltoïde (bras), le muscle vaste latéral (cuisse) et le muscle moyen fessier (fesses). Le choix du site IM peut dépendre de la quantité de médicament à administrer et de l'âge du patient. • Intraveineuse (IV) : Le choix de la veine dépend du type et de la durée de la perfusion. Les veines périphériques de l'avant-bras sont souvent utilisées pour les perfusions à court terme, tandis que pour les perfusions à long terme ou les médicaments caustiques, des veines plus centrales ou l'utilisation de dispositifs tels que les cathéters centraux peuvent être préférées.

Préparation du Patient et Communication

La préparation du patient est une étape fondamentale avant toute administration parentérale. Expliquer la procédure et la raison de l'injection peut aider à réduire l'anxiété du patient. Il est également important d'évaluer les expériences passées avec les injections ou les réactions indésirables éventuelles.

Gestion et Conservation des Médicaments

La conservation appropriée des médicaments est essentielle pour maintenir leur efficacité. De nombreux médicaments, tels que l'insuline, peuvent nécessiter une réfrigération. De plus, certains médicaments peuvent avoir une courte durée de vie après leur préparation, ce qui rend essentielle une administration opportune.

Techniques Avancées et Technologie

L'avènement de la technologie a introduit de nouvelles techniques et équipements pour l'administration de médicaments. Par exemple, les pompes à perfusion peuvent réguler automatiquement le débit d'un médicament, garantissant une dose constante. Les dispositifs d'auto-injection offrent aux patients un moyen de s'administrer des injections en toute sécurité et de manière cohérente. La pratique des injections et des calculs de dosage exige une formation approfondie et une compréhension claire des responsabilités qui y sont associées. Bien que la technologie puisse fournir des outils pour faciliter ces tâches, la compétence, les soins et l'attention de l'infirmier demeurent indispensables.

Compréhension de la Pharmacocinétique pour les Injections

Lors de l'administration d'un médicament par voie parentérale, sa pharmacocinétique (c'est-à-dire comment le corps absorbe, distribue, métabolise et élimine le médicament) peut varier considérablement par rapport à d'autres voies d'administration. Par exemple, les médicaments administrés par voie intraveineuse (IV) entrent directement dans la circulation sanguine, contournant le processus d'absorption et offrant un effet immédiat. Cela diffère des médicaments administrés par voie orale, qui doivent d'abord passer par le tractus gastro-intestinal.

Importance de la Stérilité

La stérilité est fondamentale lors de l'administration de médicaments par voie parentérale. Toute contamination, qu'elle soit bactérienne, fongique ou virale, peut entraîner de graves complications, notamment des infections systémiques. Les infirmières doivent s'assurer que toutes les seringues, les aiguilles et les ampoules sont stériles avant utilisation. Le lavage des mains et l'utilisation de gants stériles sont des procédures standard pour prévenir les contaminations.

Évaluation de la Réponse du Patient

Après l'administration d'un médicament par voie parentérale, il est essentiel de surveiller la réponse du patient. Cela peut inclure la vérification des signes vitaux, l'observation de réactions indésirables éventuelles et l'évaluation de l'efficacité du traitement. Par exemple, si un patient reçoit un analgésique, l'infirmière devrait évaluer périodiquement le niveau de douleur du patient.

Calcul de la Dose en Fonction du Poids et de l'Âge

Pour certains médicaments, la dose doit être calculée en fonction du poids ou de l'âge du patient. Par exemple, les enfants peuvent nécessiter des doses proportionnellement plus faibles que les adultes, mais cela ne se résume pas toujours à une simple division proportionnelle. Les variations métaboliques et les différences dans la distribution des médicaments entre les tissus peuvent influencer la dose requise.

Complications Potentielles

Même avec la technique correcte, des complications peuvent survenir lors de l'administration parentérale. Les infiltrations, par exemple, se produisent lorsqu'un médicament IV est administré accidentellement dans les tissus environnants au lieu de la veine.

Cela peut provoquer douleur, gonflement et, dans certains cas, des lésions tissulaires. D'autres complications potentielles comprennent les hématomes, les embolies aériennes et les infections.

Importance de la Documentation

Documenter avec précision chaque administration parentérale est cruciale. Cette documentation doit inclure le nom du médicament, la dose, la voie d'administration, le site d'injection, l'heure et la date de l'administration, ainsi que toute réaction indésirable observée. Ces informations sont essentielles pour garantir la sécurité du patient et pour fournir une trace continue des soins reçus.

8. Calculs pour les Perfusions IV • Gouttes, pompes à perfusion et leurs taux. Fondements des Perfusions IV

La perfusion intraveineuse (IV) est une voie courante par laquelle des fluides et des médicaments sont administrés. Elle permet un accès rapide à la circulation sanguine, ce qui en fait une voie idéale pour de nombreux traitements.

Gouttes Les gouttes sont des composants d'un ensemble de perfusion IV qui régulent le nombre de gouttes par minute (gpm) passant à travers la ligne de perfusion. Il existe différents types de compte-gouttes : • Compte-gouttes macro : Idéaux pour l'administration de grands volumes de liquide, ils libèrent de plus grosses gouttes et sont généralement calibrés à 10, 15 ou 20 gouttes/ml. • Compte-gouttes micro : Utilisés pour des doses plus précises, ils libèrent de plus petites gouttes, souvent calibrées à 60 gouttes/ml. Pour calculer la vitesse de perfusion, il est essentiel de connaître le type de compte-gouttes utilisé. Par exemple, pour perfuser 100 ml de solution en une heure avec un compte-gouttes calibré à 10 gouttes/ml, vous aurez 1000 gouttes en une heure, soit environ 16,7 gouttes par minute.

Pompes à Perfusion Les pompes à perfusion sont des dispositifs électroniques qui régulent la vitesse de perfusion de fluides et de médicaments en fonction d'un débit réglé par l'opérateur. Ces pompes peuvent être programmées pour fournir un débit constant ou variable de médicament ou de liquide. • Pompes volumétriques : Ces pompes délivrent une quantité spécifique de liquide sur une période déterminée. Elles utilisent des capteurs pour surveiller et réguler la vitesse de perfusion et garantir que la dose correcte est administrée. • Pompes à seringue : Conçues pour administrer de petits volumes de médicament à une vitesse précise en utilisant une seringue. Elles sont souvent utilisées pour les médicaments critiques tels que les agents cardiovasculaires ou les sédatifs.

Calcul du Taux de Perfusion Pour déterminer la vitesse de perfusion IV, divers calculs sont utilisés. Voici un exemple de base : Si un médecin prescrit 500 ml de solution saline à administrer en 4 heures avec un ensemble de perfusion calibré à 15 gouttes/ml, la formule serait : Taux = Volume (ml) / Temps (h) × Facteur de goutte-à-goutte (gouttes/ml). En utilisant les données fournies : Taux = 500 ml / 4 h × 15 gouttes/ml = 1875 gouttes/h = 31,25 gouttes/min. Ainsi, la solution devrait être réglée pour perfuser à 31,25 gouttes par minute.

Facteurs Influant sur la Perfusion Plusieurs facteurs peuvent influencer le taux de perfusion. Ceux-ci incluent la viscosité du liquide, la taille de l'aiguille, la pression artérielle du patient et l'altitude (qui peut affecter la pression atmosphérique). Les infirmières doivent être conscientes de ces facteurs et apporter les corrections nécessaires pour garantir une administration sûre et précise.

L'habileté à effectuer des calculs précis pour les perfusions IV est vitale pour la pratique infirmière. S'assurer que les patients reçoivent la bonne quantité de liquide ou de médicament au bon moment peut faire la différence en termes de résultats et de sécurité du patient.

Types de Perfusions IV

La perfusion intraveineuse ne se limite pas seulement à l'administration de liquides. Il existe différents types de perfusions en fonction des besoins cliniques : • Perfusion continue : Il s'agit d'une administration continue de liquide ou de médicament. Elle est couramment utilisée pour maintenir un équilibre hydrique stable chez les patients et garantir qu'ils reçoivent une dose constante de médicament. • Perfusion intermittente : Ce type de perfusion est administré à intervalles réguliers. Par exemple, un antibiotique peut être administré toutes les 6 heures. • Perfusion en bolus : Il s'agit d'une méthode rapide d'administration dans laquelle une quantité significative de médicament est injectée en peu de temps. Elle est utilisée, par exemple, dans les situations d'urgence ou lorsque des niveaux thérapeutiques élevés de médicament dans le sang du patient doivent être atteints rapidement.

Composants de l'Ensemble de Perfusion
Les ensembles de perfusion sont composés de différents composants qui aident à faciliter l'administration de liquide ou de médicament. Ceux-ci incluent : • Chambre de goutte-à-goutte : Il s'agit de la section transparente de l'ensemble de perfusion où les gouttes de liquide sont visibles lorsqu'elles tombent. Cela aide les infirmières à calculer le taux de goutte-à-goutte. • Filtre : De nombreuses lignes de perfusion contiennent des filtres qui éliminent toute impureté ou particule du liquide avant qu'il n'atteigne le patient. • Régulateur de débit : Cet appareil permet d'augmenter ou de réduire le taux de perfusion, garantissant que le patient reçoive le liquide au rythme souhaité. • Port d'accès : Certains ensembles de perfusion disposent de ports d'accès qui permettent aux infirmières d'administrer des médicaments supplémentaires sans avoir à insérer une nouvelle aiguille ou un nouveau cathéter.
Considérations sur la Sécurité Bien que les perfusions IV soient courantes, il existe plusieurs considérations de sécurité que les infirmières doivent garder à l'esprit : • Incompatibilité des médicaments : Tous les médicaments ne peuvent pas être mélangés. Les infirmières doivent être conscientes des interactions médicamenteuses potentielles et s'assurer que les médicaments

administrés ensemble sont compatibles. • Vitesse de perfusion : Administrer un médicament trop rapidement peut entraîner des effets secondaires chez le patient. D'un autre côté, administrer trop lentement peut ne pas fournir les avantages thérapeutiques souhaités. • Réactions indésirables : Surveiller les patients pour d'éventuelles réactions indésirables pendant et après la perfusion est essentiel. Cela comprend les réactions allergiques, la surdose et les réactions aux sites de perfusion comme la rougeur ou le gonflement.

Conservation et Préparation Il est essentiel de stocker correctement les médicaments et les fluides IV pour maintenir leur efficacité et leur sécurité. Par exemple, certains médicaments doivent être conservés au réfrigérateur et protégés de la lumière. De plus, avant la perfusion, les infirmières doivent vérifier la date de péremption et s'assurer que le médicament ou le liquide ne présente pas de signes de détérioration, tels que la turbidité ou la séparation. La préparation précise et la vérification des médicaments sont essentielles pour prévenir les erreurs de médication.

Préparation des Médicaments IV Alors que de nombreuses solutions IV sont préemballées et prêtes à l'emploi, certaines nécessitent une préparation spécifique de la part de l'infirmière ou du pharmacien. Cette préparation peut inclure la dilution d'un médicament concentré ou le mélange de différents composants pour créer une solution sur mesure pour les besoins du patient. • Dilution : Certains médicaments sont fournis sous forme concentrée et doivent être dilués avant l'infusion. Ce processus nécessite de la précision pour garantir que le patient reçoive la bonne dose. Une dilution inadéquate peut entraîner un surdosage ou un sous-dosage. • Stabilité : Une fois dilués, tous les médicaments ne conservent pas leur stabilité pendant de longues périodes. Les infirmières doivent être conscientes de la durée pendant laquelle un médicament reste stable après la préparation et veiller à ce qu'il soit administré dans ce laps de temps. • Mélange : Dans certaines situations, il peut être nécessaire de combiner plusieurs médicaments ou solutions en une seule perfusion. Ces combinaisons doivent être effectuées en suivant des protocoles spécifiques pour prévenir les incompatibilités et les réactions.

Surveillance de la Perfusion La perfusion IV n'est pas un processus passif. Elle nécessite une surveillance continue de la part de l'infirmière pour s'assurer que tout se déroule comme prévu : • Observation du site de perfusion : Il est essentiel de vérifier régulièrement le site de perfusion à la recherche de signes d'inflammation, d'infection, d'infiltration ou de phlébite. Un changement de couleur ou de température de la peau environnante, un gonflement ou une douleur sont des signaux de problèmes potentiels. • Vérification du débit de goutte-à-goutte : Bien que de nombreuses perfusions soient maintenant régulées par des pompes électroniques, certaines peuvent encore nécessiter le comptage manuel des gouttes pour s'assurer que le débit est correct. • Surveillance du patient : En plus du site de perfusion, l'infirmière doit surveiller le patient à la recherche de signes de réactions indésirables, tels que des modifications de la fréquence cardiaque, de la pression artérielle ou des difficultés respiratoires.

Prévention des Complications Comme pour toute procédure médicale, il existe des complications potentielles associées aux perfusions IV : • Infection : Étant donné que la perfusion IV introduit des substances directement dans le flux sanguin, il existe un risque d'infection. L'utilisation de techniques aseptiques lors de l'insertion et de la gestion du cathéter IV peut contribuer à réduire ce risque. • Air dans la ligne : L'introduction accidentelle d'air dans la ligne de perfusion peut entraîner une éventuelle embolie gazeuse. Bien que les équipements IV modernes soient équipés de détecteurs de bulles d'air, les infirmières doivent néanmoins être vigilantes et s'assurer que la ligne est exempte d'air avant l'infusion. • Infiltration : Se produit lorsque le liquide IV pénètre dans les tissus environnants plutôt que dans la veine. Cela peut provoquer un gonflement, de la douleur et des lésions tissulaires.

Enfin, bien que la technologie ait rendu les perfusions IV plus sûres et plus efficaces, le rôle de l'infirmière reste essentiel. Grâce à une formation adéquate, à une pratique basée sur des preuves et à une surveillance continue, les infirmières peuvent garantir que leurs patients reçoivent les meilleurs soins possibles.

Régulation et Entretien de l'Équipement IV Alors que de nombreuses perfusions IV sont contrôlées par des pompes électroniques qui régulent le débit et le volume de l'infusion, il est essentiel que l'infirmière comprenne le fonctionnement de cet équipement. Différents médicaments et thérapies nécessitent des débits de perfusion spécifiques, et le bon réglage de la pompe est essentiel pour garantir que le patient reçoive la thérapie prescrite. • Calibration des pompes : Comme tout appareil électronique, les pompes IV peuvent nécessiter une calibration périodique pour garantir la précision. Cela est essentiel pour s'assurer que le volume et le débit réglés correspondent effectivement à ce qui est délivré au patient. • Alimentation et batteries de secours : Les pannes de courant ou les défaillances techniques peuvent compromettre l'administration continue d'un médicament. Il est essentiel d'avoir un système d'alimentation de secours et de vérifier régulièrement les batteries des pompes IV. • Alarmes et notifications : La plupart des pompes modernes sont équipées de systèmes d'alarme qui avertissent l'infirmière de problèmes potentiels, tels que les obstructions, les bulles d'air ou lorsque la solution IV est sur le point de s'épuiser. Les infirmières doivent se familiariser avec ces alarmes et savoir comment y répondre de manière appropriée.

Solutions et Composants de la Perfusion
Le type de solution IV et les composants additionnels sont également des facteurs clés dans les perfusions : • Types de solutions : Il existe de nombreuses solutions différentes disponibles, notamment la solution saline normale, la solution de Ringer lactate et les solutions glucosées. Chaque solution a des indications et contre-indications spécifiques, et les infirmières doivent être conscientes des différences et des applications appropriées. •

Additifs et médicaments : En plus des solutions de base, des médicaments ou d'autres additifs sont souvent ajoutés à la perfusion. Cela peut inclure des électrolytes, des antibiotiques ou d'autres agents thérapeutiques. • Compatibilité : Tous les médicaments et solutions ne sont pas compatibles entre eux. Le mélange d'agents incompatibles peut entraîner la formation de précipités qui pourraient obstruer le cathéter ou, pire, pénétrer dans la circulation sanguine du patient. Les infirmières doivent toujours consulter les ressources appropriées ou un pharmacien lorsqu'elles mélangent des médicaments ou des solutions.

Environnement et Positionnement du Patient Le contexte dans lequel la perfusion est administrée peut influencer l'efficacité et la sécurité : • Positionnement du patient : La position du patient peut influencer le débit de la solution à travers le cathéter. Un membre plié ou comprimé peut réduire ou bloquer le débit. Les infirmières devraient périodiquement vérifier et repositionner le patient si nécessaire. • Température ambiante : Dans certains cas, tels que les transfusions sanguines, la température de la solution peut être critique. Les solutions trop froides peuvent causer de l'inconfort ou des complications pour le patient. Par conséquent, il peut être nécessaire d'utiliser des dispositifs pour réchauffer la solution avant la perfusion. • Hygiène et propreté : La zone autour du patient doit être maintenue propre et exempte de contaminants potentiels. Cela est particulièrement important dans les zones où les perfusions sont préparées et administrées.

Tous ces aspects soulignent l'importance de la formation continue et de la pratique réfléchie pour les infirmières qui gèrent les perfusions IV. Alors que la technologie a simplifié de nombreux aspects du processus, la connaissance et l'attention aux détails demeurent essentielles pour la sécurité et l'efficacité de la thérapie IV.

Surveillance de la Thérapie IV

La surveillance est un aspect fondamental lors de l'administration de thérapies intraveineuses. Même si une pompe IV peut fonctionner correctement et que le médicament peut être dosé avec précision, la réponse du patient à la perfusion peut varier. • Surveillance des signes vitaux : La fréquence cardiaque, la pression artérielle, la saturation en oxygène et la fréquence respiratoire sont des indicateurs vitaux de l'effet d'une perfusion. Un médicament cardiotonique, par exemple, pourrait modifier la fréquence cardiaque, tandis qu'un médicament vasodilatateur pourrait influencer la pression artérielle. • Évaluation du site de perfusion : Les infirmières doivent régulièrement inspecter le site de perfusion à la recherche de signes d'inflammation, de gonflement, de rougeur ou d'extravasation. La présence de ces symptômes peut indiquer une infection ou une fuite du cathéter, deux scénarios nécessitant une intervention immédiate. • Réponse clinique au médicament : En plus des signes vitaux, la réponse clinique du patient au médicament est d'une importance vitale. Cela peut inclure des symptômes tels que la somnolence, des étourdissements ou tout autre effet indésirable. • Ajustement de la perfusion en fonction de la réponse : Parfois, il peut être nécessaire d'ajuster le débit de la perfusion en fonction de la réponse du patient. Par exemple, si un patient présente des symptômes de surdosage, la perfusion pourrait devoir être ralentie ou interrompue.

Considérations sur la Perfusion chez des Populations Spécifiques • Pédiatrie : Les enfants ont un volume sanguin relatif plus faible que les adultes et peuvent réagir différemment aux médicaments. Cela rend les perfusions pédiatriques particulièrement délicates, nécessitant une attention particulière à la dosification et à la surveillance. • Personnes âgées : La population âgée présente également des défis uniques. Avec le vieillissement, la fonction rénale et hépatique peut diminuer, influençant le métabolisme des médicaments. Cela peut entraîner une accumulation de médicaments et des risques de toxicité s'ils ne sont pas étroitement surveillés. • Patients atteints d'insuffisance rénale ou hépatique : Chez ces patients, la clairance de nombreux médicaments est compromise. Par conséquent, les doses et les débits de perfusion peuvent devoir être adaptés pour éviter le surdosage ou la toxicité.

Éduquer le Patient sur la Perfusion Il est essentiel que les patients comprennent la thérapie IV qu'ils reçoivent : • Communication claire : Les infirmières devraient expliquer la raison de la perfusion, le type de médicament et les effets secondaires potentiels. • Instructions après la perfusion : Certains médicaments peuvent avoir des effets prolongés même après la fin de la perfusion. Les patients devraient être informés de ce à quoi s'attendre et quand chercher une assistance médicale. • Participation active du patient : Encourager les patients à signaler toute sensation inhabituelle ou tout effet secondaire pendant et après la perfusion. Cela contribue à identifier rapidement d'éventuels problèmes et à y réagir en conséquence.

Dans l'ensemble, bien que les pompes IV et les techniques de perfusion aient automatisé de nombreux aspects des soins, le contact humain et l'expertise clinique de l'infirmière demeurent essentiels. La formation, l'expérience et l'attention aux détails garantissent que les perfusions IV sont administrées en toute sécurité et efficacement.

Technologie et Équipement pour les Perfusions IV Avec l'avancée de la technologie médicale, les équipements utilisés pour les perfusions IV sont devenus de plus en plus sophistiqués : • Pompes IV intelligentes : Ces pompes sont équipées de logiciels permettant aux infirmières de définir des limites de dosage, offrant ainsi un niveau supplémentaire de sécurité. Si une dose particulière dépasse la limite définie, la pompe émettra une alerte. • Systèmes de gestion des perfusions : En plus des pompes elles-mêmes, de nombreux hôpitaux utilisent désormais des systèmes informatiques pour gérer et surveiller les perfusions IV dans tout l'hôpital. Ces systèmes peuvent suivre le dosage, le débit de perfusion, les heures de début et de fin, ainsi que d'autres détails critiques. • Dispositifs d'accès vasculaire : Il existe divers dispositifs utilisés pour accéder au système vasculaire, notamment les cathéters périphériques, les cathéters centraux et les chambres implantables. Le choix du dispositif dépend de la durée prévue de la thérapie IV, du type de médicament administré et de l'état du patient.

Pharmacocinétique et Perfusions IV La pharmacocinétique joue un rôle crucial dans les perfusions IV. Cette branche de la pharmacologie étudie comment les médicaments sont absorbés, distribués, métabolisés et éliminés par l'organisme : • Volume de distribution : Il fait référence à la façon dont un médicament se répand dans les tissus du corps. Un médicament avec un grand volume de distribution pourrait nécessiter des doses plus élevées pour atteindre des concentrations thérapeutiques efficaces dans le plasma. • Taux d'élimination : Il s'agit de la vitesse à laquelle un médicament est éliminé de l'organisme. Les médicaments qui sont éliminés rapidement peuvent nécessiter une perfusion continue ou des doses fréquentes pour maintenir des niveaux thérapeutiques.

Risques Associés aux Perfusions IV Comme toutes les procédures médicales, les perfusions IV comportent des risques : • Infections : Si une technique aseptique n'est pas suivie lors de la pose du cathéter ou de la préparation de la perfusion, il peut y avoir un risque d'infection.

Les hôpitaux suivent des directives strictes pour minimiser ce risque. • Embolie gazeuse : Il s'agit d'une complication rare mais potentiellement mortelle qui se produit lorsque de l'air pénètre dans le système vasculaire par la ligne IV. Les pompes modernes sont équipées de capteurs qui détectent les bulles d'air et interrompent la perfusion si nécessaire. • Infiltration : Elle se produit lorsque le médicament IV fuit du vaisseau sanguin et se répand dans les tissus environnants. Cela peut provoquer un gonflement, des douleurs et, dans certains cas, des lésions tissulaires.

Une compréhension approfondie de tous ces aspects des perfusions IV garantit que les patients reçoivent les soins les plus sûrs et efficaces possible. Et bien que les équipements et les techniques puissent évoluer, l'objectif demeure constant : administrer au patient la bonne dose du médicament correct de la manière la plus sûre possible.

Matériaux pour les Perfusions IV et Leurs Spécifications Les perfusions IV nécessitent une variété de matériaux en plus des pompes et des cathéters, et comprendre la nature et les spécifications de ces matériaux est essentiel : • Ensembles de perfusion : Les ensembles de perfusion contiennent une série de tubes qui acheminent le liquide du sac IV au patient. Certains ensembles sont conçus pour fonctionner avec des pompes spécifiques, tandis que d'autres peuvent fonctionner par gravité. • Filtres IV : Ils sont insérés dans la ligne IV pour éviter que des particules, telles que des débris ou des agrégats de médicaments, n'entrent dans la circulation sanguine du patient. Il existe différents types de filtres, chacun ayant une taille de porosité spécifique. • Sacs et flacons IV : Les médicaments et les fluides de perfusion sont souvent fournis dans des sacs en plastique ou des flacons en verre. Le choix entre les deux peut dépendre de la nature du médicament, de la durée de la perfusion et des préférences de l'établissement. • Systèmes de fermeture et connecteurs : Ces petits composants sont essentiels pour maintenir un système fermé et stérile. Il existe des connecteurs sans aiguille, qui réduisent au minimum le risque de blessures par aiguille et peuvent également réduire le risque d'infections.

Assurer que tous ces éléments des perfusions IV sont correctement compris et mis en œuvre est essentiel pour garantir la sécurité et l'efficacité des soins aux patients.

Considérations Environnementales et Stockage La température et la lumière peuvent influencer la stabilité des médicaments administrés par voie IV. Par exemple : • Sensibilité à la lumière : Certains médicaments, tels que la nitroglycérine et la dobutamine, sont sensibles à la lumière et nécessitent des sacs ou des tubes opaques pour protéger le médicament de la dégradation. • Température de stockage : Alors que la plupart des médicaments IV sont conservés à température ambiante, certains, comme certains antibiotiques, peuvent nécessiter une réfrigération jusqu'à ce qu'ils soient préparés pour l'utilisation.

Surveillance de la Perfusion La surveillance de la perfusion IV va au-delà de la simple observation de la goutte à goutte. Voici quelques composants cruciaux : • Débit de perfusion : Le débit auquel un médicament est perfusé peut avoir un impact direct sur son efficacité et la sécurité du patient. Par exemple, une perfusion trop rapide d'un médicament cardiaque peut causer des problèmes cardiaques. • Réactions indésirables : Bien que les médicaments IV soient souvent administrés car ils agissent rapidement et peuvent être dosés avec précision, ils peuvent également causer des réactions indésirables. La surveillance du patient est essentielle pour identifier et gérer ces réactions. • Compatibilité des médicaments : Tous les médicaments ne peuvent pas être mélangés ensemble dans une solution IV. La connaissance des incompatibilités peut prévenir la formation de précipités ou la dégradation du médicament.

L'administration IV, bien que courante, est à la fois un art et une science qui nécessite une formation approfondie et une éducation continue pour assurer la sécurité et l'efficacité du patient. Chaque élément, de la préparation du médicament à son administration, joue un rôle fondamental pour garantir le meilleur résultat possible.

Protection contre la Contamination et Techniques Aseptiques Maintenir un environnement stérile lors de la préparation et de l'administration IV est d'une importance capitale : • Environnement de préparation : La préparation des solutions IV devrait avoir lieu dans un environnement contrôlé, tel qu'une hotte à flux laminaire, qui garantit que l'air environnant est exempt de contaminants. • Techniques de préparation : Utiliser des techniques aseptiques lors de la préparation des solutions pour perfusion, telles que l'utilisation de gants stériles, de masques et de coiffes, minimise le risque de contamination microbienne. • Manipulation du jeu IV : La connexion et la déconnexion des ensembles de perfusion du patient devraient toujours suivre des protocoles normalisés pour prévenir l'entrée d'agents pathogènes.

Stabilité des Médicaments et Reconstitution De nombreux médicaments sont fournis sous forme lyophilisée ou en poudre et nécessitent une reconstitution avant utilisation : • Solvants : Le choix du solvant (souvent une solution saline ou de l'eau pour les préparations injectables) peut influencer la stabilité et l'efficacité du médicament. Les instructions du fabricant doivent être suivies attentivement. • Temps de reconstitution : Certains médicaments doivent être utilisés peu de temps après la reconstitution, tandis que d'autres peuvent avoir une stabilité prolongée s'ils sont correctement conservés.

Calibration et Entretien des Pompes IV S'assurer que les pompes IV fonctionnent correctement est essentiel : • Calibration régulière : Comme tout autre instrument de précision, les pompes IV nécessitent une calibration régulière pour garantir que les doses administrées sont précises. • Nettoyage et entretien : Les pompes doivent être régulièrement nettoyées pour prévenir la contamination, et elles doivent être entretenues pour assurer un fonctionnement optimal.

La Biocompatibilité des Matériaux IV Tous les matériaux qui entrent en contact avec les médicaments ou le sang du patient doivent être biocompatibles : • Matières premières : Des matériaux tels que le PVC, le polyéthylène et d'autres polymères sont couramment utilisés pour les ensembles IV et les sacs. Ces matériaux ont été sélectionnés pour leurs propriétés de non-réactivité avec une large gamme de solutions. • Additifs et plastifiants : Certains matériaux, comme le PVC, contiennent des plastifiants qui pourraient migrer dans la solution IV. Bien que ces matériaux soient généralement sûrs, leur migration pourrait altérer les propriétés du médicament.

Principes d'Osmolarité et de pH Lorsqu'il s'agit de solutions pour perfusion, il est essentiel de prendre en compte l'osmolarité et le pH : • Osmolarité : Fait référence à la concentration des solutés dans une solution et peut influencer le mouvement des fluides entre les cellules et leur environnement environnant. Une perfusion avec une osmolarité très différente du sang peut provoquer une lyse cellulaire ou un œdème. • pH : La plupart des médicaments ont un pH optimal pour la stabilité. La perfusion de solutions avec un pH significativement différent de celui du sang peut provoquer une irritation ou des dommages aux tissus.

Conclusion sur les Calculs pour les Infusions IV

Les perfusions IV sont l'une des procédures les plus courantes et complexes dans le domaine des soins de santé. Que ce soit pour hydrater un patient, administrer des médicaments vitaux ou fournir une nutrition, l'administration intraveineuse joue un rôle central dans de nombreux domaines des soins médicaux. Comprendre pleinement les différentes composantes et considérations pour les perfusions IV est d'une importance fondamentale pour la sécurité du patient et l'efficacité du traitement.

Tout d'abord, il est essentiel d'avoir une connaissance approfondie des différents systèmes de perfusion, tels que les goutte-à-goutte et les pompes à perfusion, ainsi que de leurs spécificités en termes de débits. Par exemple, la compréhension des différences entre un compte-gouttes macro et micro peut avoir un impact direct sur la vitesse à laquelle un médicament ou une solution est administré.

De plus, la biocompatibilité des matériaux utilisés dans les perfusions IV est vitale pour garantir l'absence de réactions indésirables avec les médicaments ou le corps du patient. Des considérations telles que la migration de plastifiants à partir des tubes peuvent avoir un impact direct sur la sécurité et l'efficacité du médicament.

La stabilité des médicaments lors de la reconstitution et de la perfusion est un autre facteur crucial. La dégradation ou l'altération des médicaments peut réduire leur efficacité ou même causer des dommages potentiels au patient.

Enfin, les principes de l'osmolarité et du pH doivent toujours être pris en compte. L'administration d'une solution avec une osmolarité ou un pH inapproprié peut avoir de graves répercussions sur la santé du patient, y compris des réactions indésirables telles que la lyse cellulaire ou l'irritation des tissus.

En résumé, bien que les perfusions IV soient un élément essentiel des soins de santé, elles nécessitent un niveau de précision, de compréhension et d'attention aux détails qui va bien au-delà du simple calcul de la dose. La sécurité du patient et l'efficacité du traitement dépendent de la compétence du professionnel de la santé à comprendre et à appliquer correctement ces principes et techniques.

9. Concentration du Médicament et Dilutions - *Comment préparer et calculer des solutions diluées.*

La concentration d'un médicament dans une solution est une composante fondamentale des calculs dans le domaine de la santé, en particulier dans le domaine de la pharmacologie et des soins infirmiers. La capacité de préparer et de calculer correctement des solutions diluées peut avoir un impact direct sur la sécurité et l'efficacité du traitement des patients.

Principes de Base de la Concentration : La concentration est généralement définie comme la quantité de soluté présente dans une quantité donnée de solvant ou de solution. Elle est souvent exprimée en milligrammes par millilitre (mg/ml) ou dans d'autres unités similaires. Par exemple, si une solution contient 500 mg d'un médicament dans 5 ml de liquide, sa concentration est de 100 mg/ml.

Types de Concentration : Il existe diverses façons d'exprimer la concentration, notamment :

- **Pourcentage en poids/volume (p/v)** : indique le nombre de grammes de soluté dans 100 ml de solution. Par exemple, une solution à 5% p/v contient 5 grammes de soluté dans 100 ml de solution.

- **Pourcentage en volume/volume (v/v)** : indique le volume de soluté dans 100 ml de solution. Cette méthode est couramment utilisée pour mesurer la concentration de liquides dans des liquides.

Dilutions : La dilution fait référence au processus de réduction de la concentration d'un soluté dans une solution, généralement en ajoutant plus de solvant. Cette pratique est souvent nécessaire lorsque la concentration souhaitée du médicament est inférieure à celle disponible.

Calcul des Dilutions : Il existe une formule de base pour calculer les dilutions : $C_1 \times V_1 = C_2 \times V_2$, où :

- C_1 est la concentration initiale du soluté.
- V_1 est le volume initial du soluté.
- C_2 est la concentration finale souhaitée.
- V_2 est le volume final après dilution.

En utilisant cette formule, les professionnels de la santé peuvent déterminer la quantité de solvant à ajouter pour obtenir la concentration finale souhaitée.

Considérations Pratiques : Il est essentiel de s'assurer que les solutions diluées sont préparées dans un environnement stérile et propre pour prévenir les contaminations. De plus, une fois que les solutions diluées sont préparées, il est important de les étiqueter correctement en indiquant la nouvelle concentration, la date de préparation et la date de péremption.

Exemples Courants : Un exemple courant est la dilution d'un antibiotique en poudre. Si une infirmière dispose d'un flacon d'antibiotique de 1 g et doit préparer une solution avec une concentration de 250 mg/ml, elle utilisera la formule de dilution pour calculer la quantité de solvant à ajouter.

En conclusion, comprendre la concentration du médicament et les dilutions est essentiel pour garantir la sécurité des patients et l'efficacité du traitement. La préparation et le calcul précis des solutions diluées nécessitent de la précision et une attention aux détails.

Interactions avec d'Autres Médicaments : Lorsqu'il s'agit de la concentration du médicament, il est essentiel de prendre en compte les interactions avec d'autres médicaments. Si un patient prend plusieurs médicaments en même temps, la concentration d'un médicament peut influencer l'efficacité d'un autre. Par exemple, certains médicaments peuvent accélérer la dégradation d'autres médicaments, réduisant ainsi leur concentration efficace dans le corps. Ce concept est particulièrement pertinent en unité de soins intensifs ou en oncologie, où les patients peuvent prendre une combinaison de médicaments.

Stabilité des Solutions : Un autre aspect important à considérer est la stabilité du médicament en solution. Certains médicaments, une fois dilués, peuvent se décomposer ou devenir moins efficaces avec le temps. Cela signifie qu'il est essentiel de comprendre non seulement comment diluer un médicament, mais aussi pendant combien de temps ce médicament restera stable et efficace après la dilution. Par exemple, certains antibiotiques dilués peuvent perdre en puissance s'ils sont conservés trop longtemps.

Risques de Contamination : La dilution des médicaments, en particulier dans un environnement hospitalier, comporte également des risques de contamination. Si le processus de dilution n'est pas effectué dans des conditions stériles, il existe un risque que des micro-organismes pathogènes puissent contaminer la solution. Ce risque est particulièrement élevé avec les médicaments dilués et administrés par voie intraveineuse, où une contamination pourrait entraîner de graves infections.

Variabilité Interindividuelle : Chaque individu peut métaboliser et réagir aux médicaments légèrement différemment. Des facteurs tels que le poids, l'âge, le sexe, l'état de santé, la génétique et le régime alimentaire peuvent influencer la façon dont une personne absorbe, distribue, métabolise et élimine un médicament. Par conséquent, même avec une concentration théoriquement correcte, des ajustements supplémentaires basés sur la réponse du patient pourraient être nécessaires.

Aspects Légaux et Éthiques : La préparation et l'administration de médicaments dilués comportent également des responsabilités légales et éthiques. Si un patient devait subir des dommages en raison d'erreurs de dilution ou d'administration d'un médicament, des complications légales pourraient survenir pour les professionnels de la santé ou l'établissement médical.

Chaque étape du processus de dilution et d'administration de médicaments exige de l'attention, de la précision et une connaissance approfondie à la fois des principes pharmacologiques et des besoins spécifiques du patient.

Utilisation de Diluants Appropriés - *Tous les médicaments ne peuvent pas être dilués avec n'importe quel type de solution. Certains médicaments nécessitent des diluants spécifiques pour garantir leur stabilité et leur efficacité. Par exemple, un médicament liposoluble peut nécessiter un diluant à base d'huile, tandis que d'autres peuvent nécessiter* *des solutions salines ou glucosées. L'utilisation du diluant incorrect peut compromettre non seulement l'efficacité du médicament mais aussi provoquer des réactions indésirables.*

Techniques de Dilution - *La dilution ne se limite pas à mélanger simplement un médicament avec un diluant. La technique et l'ordre dans lesquels les composants sont mélangés peuvent influencer la concentration finale et la stabilité du médicament. Par exemple, certains médicaments peuvent nécessiter d'être ajoutés lentement au diluant pour éviter la formation de bulles ou de mousse, ce qui pourrait interférer avec la concentration finale.*

Facteurs Environnementaux - *Des facteurs tels que la température et la lumière peuvent influencer la stabilité d'un médicament dilué. Certains médicaments sont photosensibles et peuvent se dégrader s'ils sont exposés à la lumière. De même, la température peut accélérer ou ralentir les réactions chimiques qui affectent la stabilité du médicament. Il est donc essentiel de conserver les médicaments dilués dans les conditions recommandées pour garantir leur efficacité.*

Volume Final - *Le volume final d'une solution diluée est un aspect crucial à considérer. Si le volume est trop petit, la solution pourrait être trop concentrée, tandis qu'un volume excessif pourrait la rendre trop diluée. Cela est particulièrement important lorsqu'il s'agit de médicaments ayant une marge thérapeutique étroite, où de petites variations de concentration peuvent avoir de grandes implications cliniques.*

Vérification et Contrôle - *Après la dilution, il est de bonne pratique de vérifier la concentration du médicament. Cela peut être fait par des méthodes chimiques ou, dans certains cas, visuellement. La vérification garantit que la solution préparée a la concentration souhaitée et est prête pour l'administration au patient.*

Formation et Compétence - *La dilution et l'administration de médicaments sont des procédures qui nécessitent une formation spécifique. Les établissements de santé devraient s'assurer que le personnel est adéquatement formé et compétent dans ces procédures, étant donné leur importance et les conséquences potentielles des erreurs.*

Systèmes de Support - *Dans de nombreuses structures de soins de santé, des systèmes de support à la décision électronique sont utilisés pour aider les professionnels de la santé dans le* *processus de dilution. Ces systèmes peuvent fournir des directives, calculer la concentration correcte en fonction des informations du patient et signaler d'éventuelles erreurs ou incompatibilités.*

En résumé, la concentration du médicament et les dilutions sont des aspects critiques de la pratique clinique et nécessitent une compréhension approfondie de la part des professionnels de la santé. La sécurité et l'efficacité du traitement dépendent largement de la préparation et de l'administration correctes des médicaments.

Compréhension des Concentrations et des Dilutions des Médicaments - *Cependant, il ne s'agit pas seulement de mélanger un médicament avec un diluant. Il y a de nombreux aspects à prendre en compte.*

En conclusion, la préparation et l'administration de solutions diluées exigent une compréhension détaillée et une pratique précise. Alors que la technologie et les directives peuvent fournir des outils et un soutien, la compétence, la formation et la vigilance des professionnels de la santé restent au cœur de chaque étape de ce processus crucial, garantissant que chaque patient reçoive un traitement sûr et efficace.

10. Calculs pour la Pédiatrie - *Dosages spécifiques pour les patients pédiatriques.*

Le calcul des dosages pour les patients pédiatriques est une partie essentielle des soins infirmiers et médicaux, exigeant une attention particulière et de la précision. Les enfants ne sont pas simplement des "adultes en miniature". Leur physiologie, leur métabolisme et leur absorption des médicaments diffèrent de ceux des adultes, rendant cruciale la nécessité de dosages spécifiques et précis. Voici des informations détaillées sur ce point :

Différences physiologiques : Contrairement aux adultes, les enfants ont une plus grande proportion d'eau corporelle et une plus faible proportion de graisse. Cela peut influencer la distribution des médicaments dans le corps. Par exemple, les médicaments hydrosolubles peuvent nécessiter des doses plus élevées en proportion du poids corporel chez les nouveau-nés par rapport aux adultes.

Métabolisme et élimination : Le foie et les reins des nouveau-nés et des jeunes enfants ne sont pas complètement développés, ce qui peut influencer la vitesse à laquelle un médicament est métabolisé et éliminé du corps. Cela peut nécessiter des doses ou des intervalles différents entre les doses.

Absorption : Les niveaux de pH dans l'estomac des enfants diffèrent de ceux des adultes, ce qui peut influencer l'absorption de certains médicaments administrés par voie orale.

Formulation des médicaments : De nombreux médicaments pour adultes ne conviennent pas aux enfants en raison de leur goût, de leur taille ou de leur forme. La pharmacologie pédiatrique nécessite souvent des formulations liquides qui doivent être dosées avec précision à l'aide d'outils tels que des seringues orales ou des compte-gouttes.

Méthodes de calcul : Une des méthodes les plus courantes pour calculer les dosages pédiatriques repose sur le poids de l'enfant. Cependant, il peut y avoir une limite maximale pour le dosage, indépendamment du poids de l'enfant. Par exemple, un médicament peut avoir un dosage de "5 mg/kg", mais avec une limite maximale de 200 mg.

Intervalle thérapeutique : De nombreux médicaments ont une marge thérapeutique plus étroite chez les enfants que chez les adultes. Cela signifie que la différence entre une dose efficace et une dose toxique peut être très faible. Cela rend encore plus essentielle la précision dans le calcul des dosages.

Révision des prescriptions : En raison de la complexité et des risques associés aux dosages pédiatriques, il est essentiel que les prescriptions soient examinées par plusieurs professionnels de la santé, tels que les pharmaciens et les médecins, avant l'administration.

En conclusion, le calcul des dosages pédiatriques est un défi qui exige des connaissances, de la compétence et de l'attention aux détails. Les erreurs dans ce domaine peuvent avoir de graves conséquences, rendant essentielle une formation approfondie et une vérification constante. La clé est de traiter chaque enfant comme un individu unique, en tenant compte de ses besoins et de ses caractéristiques spécifiques, et d'utiliser toutes les ressources et les outils disponibles pour garantir un traitement sûr et efficace.

Le calcul du dosage pédiatrique va au-delà de la simple conversion des doses pour adultes en fonction du poids ou de la surface corporelle de l'enfant. Il y a plusieurs aspects qui nécessitent une réflexion plus approfondie lors de l'administration de médicaments aux patients pédiatriques :

• **Maturation des organes** : Au fur et à mesure de la croissance et du développement d'un enfant, les organes subissent d'importants changements physiologiques. Le taux auquel un nouveau-né ou un jeune enfant peut métaboliser un médicament peut différer considérablement de celui d'un adolescent. Ces différences métaboliques peuvent influencer la durée et l'intensité de l'effet d'un médicament.

• **Réactions indésirables** : Les enfants peuvent réagir aux médicaments de manière différente des adultes. Certaines réactions indésirables aux médicaments peuvent être plus courantes chez les enfants, ou, au contraire, certaines réactions pourraient ne se manifester que chez les adultes. La surveillance après l'administration est cruciale pour détecter et gérer ces réactions en temps opportun.

• **Comorbidités** : Certaines affections ou maladies peuvent être plus courantes dans la population pédiatrique, telles que les maladies génétiques ou congénitales, qui pourraient influencer la pharmacocinétique ou la pharmacodynamie des médicaments.

• **Adhésion au traitement** : L'administration de médicaments aux enfants peut être compliquée par des facteurs tels que le goût du médicament, sa consistance ou la nécessité de l'administrer à des intervalles réguliers. Ces facteurs peuvent influencer l'adhésion au traitement, et il est donc essentiel de rechercher des solutions, telles que des formulations alternatives ou des techniques d'administration, qui facilitent la thérapie pour l'enfant et sa famille.

Doses d'urgence : Dans des situations d'urgence, il peut être nécessaire d'administrer rapidement des médicaments de sauvetage. Dans ces cas, le personnel de santé doit être bien formé non seulement pour calculer rapidement la dose correcte, mais aussi pour l'administrer de manière sûre et efficace.

Influence des parents ou des tuteurs : Dans de nombreux cas, ce seront les parents ou les tuteurs qui administreront le médicament à l'enfant à la maison. Ces aidants doivent être correctement informés sur le dosage correct, la fréquence et les éventuelles réactions indésirables. Ils jouent un rôle crucial dans l'observation et le signalement de toute anomalie ou réaction indésirable au médecin.

Formulations spéciales : Souvent, les médicaments destinés aux adultes ne sont pas disponibles dans des formulations adaptées aux enfants. Cela peut nécessiter la préparation de solutions ou de suspensions personnalisées en pharmacie, garantissant que le médicament soit à la bonne concentration et sous la forme appropriée pour l'enfant.

Le calcul des dosages pédiatriques nécessite donc une compréhension approfondie de la pharmacologie pédiatrique et des besoins spécifiques des enfants en ce qui concerne les médicaments. Il ne s'agit pas seulement d'adapter les doses, mais de prendre en compte une multitude de facteurs qui peuvent influencer l'efficacité et la sécurité de la thérapie pharmacologique dans cette population particulière.

Le traitement pharmacologique chez les patients pédiatriques est un domaine d'intérêt croissant et de complexité. Alors que les enfants sont souvent qualifiés d'"adultes en miniature", la réalité est beaucoup plus compliquée.

Différences physiologiques : Chez les enfants, le pH gastrique diffère de celui des adultes. Par exemple, les nouveau-nés ont un pH gastrique plus neutre qui peut influencer l'absorption de certains médicaments. De plus, la fonction rénale chez les nouveau-nés et les jeunes enfants est limitée, influençant ainsi l'excrétion des médicaments.

Pharmacodynamique pédiatrique : Non seulement la pharmacocinétique, mais aussi la pharmacodynamique, c'est-à-dire comment le corps réagit au médicament, peut varier chez les enfants. Un médicament qui produit un certain effet chez un adulte peut ne pas produire le même effet chez un enfant, ou une dose différente pourrait être nécessaire pour obtenir le même résultat.

Âge et dosage : La population pédiatrique couvre une large gamme d'âges, des nouveau-nés aux adolescents. Les besoins et les réponses pharmacologiques peuvent varier considérablement entre ces sous-catégories. Par exemple, les besoins des prématurés seront différents de ceux des enfants d'âge préscolaire ou des adolescents.

Nutrition et métabolisme : L'état nutritionnel peut influencer le métabolisme des médicaments. Par exemple, les enfants malnutris peuvent avoir des niveaux réduits de certaines protéines liant les médicaments, influençant la disponibilité des médicaments dans le sang.

Interactions avec d'autres médicaments et aliments : Les enfants pourraient être particulièrement sensibles aux interactions médicamenteuses. De plus, certains aliments peuvent interagir avec les médicaments de manière différente chez les enfants par rapport aux adultes.

Adaptation du format du médicament : Souvent, les médicaments ne sont pas formulés en pensant aux enfants. Les comprimés peuvent être trop gros à avaler, ou le goût de certaines solutions peut être désagréable. Cela nécessite une reformulation ou l'utilisation de véhicules pour masquer le goût.

Surveillance et suivi : Étant donné que les enfants pourraient ne pas être en mesure de communiquer efficacement les effets secondaires ou les réactions indésirables, une surveillance attentive par les soignants et les professionnels de la santé est cruciale.

Développement et croissance : L'utilisation prolongée de certains médicaments peut influencer la croissance et le développement des enfants. Par exemple, certains médicaments peuvent influencer la croissance osseuse ou le système endocrinien.

Vaccinations et médicaments : Les vaccinations sont une partie essentielle des soins pédiatriques. L'interaction entre les vaccins et les médicaments prescrits est un autre aspect à considérer dans la gestion pharmacologique pédiatrique.

La gestion pharmacologique chez les patients pédiatriques est une discipline qui exige une attention et une formation spécialisées. Les professionnels de la santé doivent avoir une compréhension approfondie des défis uniques posés par cette population pour garantir la sécurité et l'efficacité maximales du traitement.

Tolérance des médicaments : Les enfants, en particulier les nouveau-nés et les nourrissons, peuvent avoir une tolérance différente aux médicaments par rapport aux adultes. Cela peut être attribué à la maturation et aux différences dans le fonctionnement des organes, tels que le foie et les reins, qui jouent un rôle crucial dans la métabolisation et l'excrétion des médicaments.

Voies d'administration : Les voies d'administration traditionnelles des médicaments, telles que par voie orale ou intramusculaire, peuvent présenter des défis chez les enfants. Par exemple, les injections intramusculaires peuvent poser problème chez les nouveau-nés ayant une musculature limitée. Alternativement, la voie transdermique pourrait être explorée, mais elle comporte également des défis, tels que la plus grande perméabilité de la peau des nouveau-nés.

Formulation des médicaments : La disponibilité de formulations pédiatriques appropriées est une grande préoccupation. Alors que la suspension liquide peut sembler un choix évident pour les enfants, des aspects tels que la stabilité, le goût et la facilité d'administration doivent être soigneusement pris en compte.

Conservation et stabilité : Certains médicaments nécessitent des conditions de conservation spécifiques pour maintenir leur efficacité. Cela peut devenir problématique lorsque les médicaments doivent être reformulés ou divisés pour s'adapter aux doses pédiatriques.

Adhésion au traitement : L'adhésion est un aspect crucial de la thérapie médicamenteuse. Chez les enfants, la résistance à la prise de médicaments en raison du goût, de la forme du médicament ou de la peur des injections peut être un obstacle significatif. Les stratégies visant à améliorer l'adhésion peuvent inclure l'utilisation d'arômes pour masquer les goûts désagréables ou l'utilisation de dispositifs innovants d'administration.

Effets à long terme : Alors que la plupart des études sur les médicaments se concentrent sur les effets immédiats et à court terme, il est essentiel de prendre en compte les effets à long terme des médicaments administrés pendant l'enfance, en particulier ceux administrés pendant les périodes critiques de croissance et de développement.

Communication avec les parents et les aidants : Une communication efficace avec les parents et les aidants est fondamentale. Expliquer clairement la nécessité, les avantages et les risques potentiels d'un médicament peut contribuer à garantir que l'enfant reçoive les soins nécessaires. De plus, les parents peuvent fournir des observations précieuses sur les réactions et les effets secondaires qui pourraient ne pas être immédiatement évidents pour le personnel de santé.

L'importance de personnaliser l'approche thérapeutique pour chaque enfant ne peut être suffisamment soulignée. Ce qui fonctionne pour un enfant pourrait ne pas convenir à un autre, et cela exige un haut niveau de compétence et d'attention de la part des professionnels de la santé. La pharmacologie pédiatrique n'est pas seulement une question de réduction des doses, mais plutôt une intersection complexe de science, d'observation et de soin.

La pédiatrie, par nature, couvre une large gamme de tranches d'âge, de l'enfance à la préadolescence et à l'adolescence. Cette diversité d'âges introduit des défis supplémentaires dans le calcul des doses.

Développement physiologique : Le système enzymatique des enfants, essentiel pour métaboliser les médicaments, se développe avec le temps. Par exemple, un nouveau-né peut ne pas avoir encore complètement développé certaines enzymes, ce qui influence la vitesse à laquelle un médicament est métabolisé et éliminé. Cela signifie que la même dose de médicament pourrait avoir des effets très différents sur un nouveau-né, un enfant d'âge préscolaire et un adolescent.

Facteurs de croissance : Le poids et la surface corporelle sont des considérations fondamentales dans le calcul des doses pédiatriques. Comme les enfants grandissent rapidement, ces facteurs peuvent changer considérablement sur une courte période, ce qui rend nécessaire des évaluations fréquentes et des ajustements des doses.

Pharmacocinétique et pharmacodynamique : La pharmacocinétique (comment le corps gère un médicament) et la pharmacodynamique (comment un médicament agit sur le corps) peuvent varier considérablement chez les patients pédiatriques. Par exemple, le pH de l'estomac, qui peut influencer l'absorption d'un médicament, varie avec l'âge. La distribution du médicament dans le corps peut également être influencée par des facteurs tels que le pourcentage de graisse corporelle et la maturité du système circulatoire.

Médicaments en vente libre (OTC) : De nombreux parents peuvent penser que les médicaments en vente libre (OTC) sont sans danger pour leurs enfants. Cependant, bon nombre de ces médicaments n'ont pas été suffisamment testés chez les patients pédiatriques. Cela rend essentiel d'éduquer les parents sur l'importance de consulter un professionnel de la santé avant d'administrer tout médicament à leur enfant.

Médicaments non homologués : De nombreux médicaments administrés aux enfants sont utilisés de manière "non homologuée". Cela signifie que bien que le médicament ait été approuvé pour une utilisation chez les adultes ou pour une condition particulière, il est utilisé d'une manière qui n'a pas été spécifiquement approuvée. Cette utilisation nécessite une compréhension approfondie du médicament et une surveillance étroite du patient.

Interactions médicamenteuses : Tout comme chez les adultes, les enfants peuvent être exposés à plusieurs médicaments en même temps, ce qui peut entraîner des interactions potentielles. L'immaturité du système enzymatique des enfants peut rendre ces interactions plus complexes et moins prévisibles.

Présentations cliniques atypiques : Les enfants peuvent ne pas présenter des symptômes et des signes de surdosage ou d'effets secondaires de manière typique. Par exemple, un médicament qui cause de la somnolence chez les adultes peut provoquer de l'excitation chez les enfants. Ces présentations atypiques peuvent rendre difficile l'identification et la gestion des effets indésirables des médicaments.

En conclusion, la pratique du calcul des doses pour les patients pédiatriques va bien au-delà des simples mathématiques. Elle exige une compréhension profonde de la physiologie et de la pharmacologie pédiatriques, ainsi qu'une observation et une communication attentives avec les patients et leurs aidants. La responsabilité est immense, mais tout aussi grande est l'opportunité de faire une différence significative dans la vie d'un enfant.

La pédiatrie, en tant que branche de la médecine dédiée aux patients en pleine croissance, présente un certain nombre de spécificités qui influencent les décisions pharmacologiques.

Variabilité âge-poids : Chez les patients pédiatriques, la différence de poids entre deux enfants du même âge peut être considérable. Un enfant de 2 ans peut peser beaucoup plus ou beaucoup moins qu'un autre du même âge en raison de facteurs génétiques, nutritionnels ou de santé. Cette variabilité peut influencer la dose appropriée d'un médicament.

Tolérance aux médicaments : Les enfants, en particulier les nouveau-nés, peuvent avoir une tolérance différente aux médicaments par rapport aux adultes. Certains médicaments bien tolérés chez les adultes peuvent provoquer des effets indésirables chez les enfants, ou vice versa.

Voies d'administration : La voie d'administration d'un médicament peut varier en fonction de l'âge du patient. Par exemple, tandis qu'un adolescent pourrait être en mesure d'avaler un comprimé, un nouveau-né ou un jeune enfant pourrait nécessiter une forme liquide du médicament. La préparation et l'administration de ces formes pharmaceutiques nécessitent de la précision pour garantir que la dose correcte soit administrée.

Maturation des organes : Les organes tels que le foie et les reins jouent un rôle crucial dans le métabolisme et l'élimination des médicaments. La maturation de ces organes peut influencer la façon dont un enfant métabolise et réagit à un médicament. Par exemple, un médicament qui est rapidement éliminé du corps d'un adulte pourrait rester plus longtemps dans le corps d'un nouveau-né en raison de sa fonction rénale immature.

Développement du système nerveux : Le système nerveux central des enfants est en constante évolution. Certains médicaments peuvent avoir un impact sur ce développement, ce qui peut entraîner des effets à long terme potentiels. La prescription de médicaments qui influencent le système nerveux, tels que ceux pour l'anxiété ou le TDAH, doit être soigneusement pesée et surveillée.

Facteurs environnementaux et génétiques : L'exposition à certaines conditions environnementales ou la prédisposition génétique peut influencer la réponse d'un enfant à un médicament. Par exemple, un enfant exposé à certaines substances chimiques in utero pourrait avoir une réponse différente à un médicament par rapport à un enfant non exposé.

Adhésion au traitement : Les enfants, en particulier les plus âgés et les adolescents, pourraient avoir du mal à adhérer au régime thérapeutique. Ils pourraient oublier de prendre le médicament, refuser de le prendre en raison du goût ou des effets secondaires, ou se sentir gênés de devoir prendre un médicament devant leurs pairs. Ces facteurs peuvent influencer l'efficacité de la thérapie et nécessitent des stratégies pour garantir l'adhésion.

Dans la pratique clinique, la gestion pharmacologique des patients pédiatriques demande non seulement des connaissances scientifiques, mais aussi de l'empathie, de la compréhension et de la collaboration avec l'enfant et sa famille. La capacité à écouter et à communiquer efficacement avec les jeunes patients et leurs aidants est essentielle pour assurer une thérapie sûre et efficace.

Pédiatrie : Considérations spécifiques pour les enfants

La pédiatrie, en tant que discipline médicale, a la particularité de traiter une population en constante évolution et croissance. Cette évolution a des implications directes sur les dosages pharmaceutiques, exigeant une attention et une précision inégalées. De l'analyse précédente, quelques points clés émergent :

1. **Importance du Poids et de la Croissance :** Contrairement aux adultes, le poids des enfants varie considérablement en fonction de leur croissance. Cela rend essentielle une évaluation régulière du poids pour garantir que les dosages des médicaments soient appropriés. Cela signifie qu'un dosage efficace et sûr aujourd'hui pourrait ne pas l'être dans quelques mois.

2. **Différences Physiologiques et Métaboliques :** Les enfants ne sont pas simplement des "adultes en miniature". Leur physiologie et leur métabolisme sont uniques, avec des organes en développement et des fonctions métaboliques qui mûrissent avec l'âge. Ces dynamiques affectent l'absorption, la distribution, le métabolisme et l'élimination des médicaments.

3. **Réponse au Traitement :** En raison des différences physiologiques et métaboliques, les

enfants peuvent réagir différemment aux médicaments par rapport aux adultes. Cela peut entraîner une sensibilité accrue à certains effets secondaires ou, au contraire, une nécessité de doses plus élevées pour obtenir l'effet souhaité.

4. **Complexité des Préparations Pharmaceutiques :** Les enfants, en particulier les plus jeunes, peuvent avoir des difficultés avec certaines formes pharmaceutiques. Cela a conduit au développement de préparations spéciales, telles que des sirops, des suspensions ou des suppositoires, qui doivent être soigneusement calibrés pour fournir la bonne dose.

5. **Adhésion au Traitement :** La thérapie médicamenteuse en pédiatrie est compliquée par la résistance naturelle des enfants à prendre des médicaments, par leurs routines quotidiennes et par leur dépendance à leurs parents ou à leurs soignants pour l'administration. Ces défis exigent des stratégies innovantes pour garantir l'adhésion, comme l'utilisation de préparations saveurs ou l'incorporation de médicaments dans des aliments ou des boissons.

6. **Communication et Éducation :** Une communication efficace avec les parents et, le cas échéant, avec l'enfant lui-même, est essentielle. Les parents doivent être informés sur la manière et le moment de donner le médicament, sur les

effets secondaires potentiels et sur ce qu'il convient de faire en cas d'oubli. La compréhension et la collaboration entre le médecin, les parents et le patient sont essentielles pour le succès du traitement.

En conclusion, le calcul des dosages en pédiatrie est une discipline complexe et sophistiquée, bien au-delà de la simple proportion en fonction du poids. Il nécessite une compréhension approfondie de la physiologie pédiatrique, des dynamiques pharmacocinétiques et pharmacodynamiques, ainsi que des défis uniques liés à l'administration de médicaments aux enfants. Cependant, avec la bonne attention et compétence, il est possible de garantir que chaque enfant reçoive la thérapie la plus sûre et efficace possible pour sa santé.

12. Calculs pour la Gériatrie : Considérations spécifiques pour les patients âgés

Calculs pour la Gériatrie : Considérations spécifiques pour les patients âgés

L'art de la pharmacologie gériatrique est complexe et nécessite une compréhension profonde des défis uniques liés au vieillissement. Les patients âgés représentent une population particulière, avec des besoins et des vulnérabilités spécifiques qui doivent être pris en compte lors de la prescription et de l'administration de médicaments.

1. **Changements Physiologiques liés au Vieillissement :** Avec l'avancée en âge, le corps subit de nombreuses modifications. Cela comprend une diminution de la masse maigre, une augmentation de la masse grasse, une diminution de la fonction rénale et une réduction de la capacité métabolique du foie. Ces changements peuvent influencer l'absorption, la distribution, le métabolisme et l'élimination des médicaments.

2. **Polymédication :** De nombreux patients âgés sont sous traitement avec plusieurs médicaments simultanément pour gérer différentes maladies chroniques. Cela augmente le risque d'interactions médicamenteuses et de complications, rendant essentielle une évaluation régulière et complète des schémas thérapeutiques.

3. **Sensibilité accrue aux médicaments :** En raison des modifications physiologiques et des affections concomitantes, les personnes âgées peuvent être plus sensibles aux effets, à la fois thérapeutiques et indésirables, de nombreux médicaments. Par conséquent, il peut être approprié d'appliquer le principe "commencer par une faible dose et augmenter progressivement".

4. **Problèmes Cognitifs et Moteurs :** Des affections telles que le déclin cognitif, la démence ou des problèmes moteurs peuvent affecter la capacité d'une personne âgée à prendre correctement des médicaments. Cela peut nécessiter des doses simplifiées, des rappels pour la prise de médicaments ou des systèmes de dosage spéciaux.

5. **Considérations sur les Formes Pharmaceutiques :** Les personnes âgées peuvent avoir des difficultés à avaler des comprimés ou des gélules. Les préparations liquides, mâchables ou dispersibles peuvent être préférables. Cependant, il est essentiel de tenir compte du goût et de la palatabilité, car cela peut influencer l'adhésion au traitement.

6. **Effets Secondaires et Réactions Indésirables :** En raison de la polymédication et des modifications physiologiques, les personnes âgées présentent un risque élevé d'effets secondaires et de réactions indésirables aux médicaments. Une surveillance régulière et une communication avec le patient sont cruciales pour détecter et gérer ces événements en temps opportun.

7. **Aspects Psychosociaux :** L'isolement, la dépression et d'autres facteurs psychosociaux peuvent influencer l'adhésion au traitement chez les personnes âgées. Il est essentiel d'impliquer,

lorsque cela est possible, la famille ou les aidants dans la gestion pharmacologique et de garantir une approche globale et multidisciplinaire. En résumé, la pharmacologie gériatrique ne se limite pas au calcul des dosages, mais nécessite une évaluation globale du patient, tenant compte à la fois des aspects physiologiques et psychosociaux. Les professionnels de la santé doivent adopter une approche attentive, individualisée et multidimensionnelle pour garantir que les patients âgés reçoivent le traitement le plus approprié, sûr et efficace en fonction de leurs besoins uniques.

La gériatrie, en tant que branche de la médecine, se concentre sur les soins de santé des personnes âgées. La compréhension des besoins de ce groupe d'âge est essentielle, car ils présentent des défis et des problèmes uniques, en particulier en termes de pharmacologie.

Dans le contexte de la gériatrie, la même molécule pharmaceutique qui pourrait être sûre et efficace chez un adulte jeune peut ne pas l'être chez un senior en raison de divers facteurs. Par exemple, les protéines plasmatiques, responsables de la liaison des médicaments, ont tendance à diminuer avec l'âge. Cela signifie que les médicaments qui se lient normalement aux protéines plasmatiques pourraient rester libres dans la circulation en plus grandes quantités chez les personnes âgées, ce qui pourrait potentiellement entraîner une augmentation des effets à la fois thérapeutiques et indésirables. En outre, la **fonction rénale joue un rôle clé** en pharmacologie gériatrique. Les reins sont essentiels pour l'élimination de nombreux médicaments et de leurs métabolites. Cependant, la fonction rénale a tendance à diminuer avec l'âge, même chez les personnes sans pathologies rénales. Cela peut entraîner une accumulation de médicaments et potentiellement une toxicité si les doses ne sont pas correctement ajustées. Les personnes âgées peuvent également présenter une **altération de la barrière gastro-intestinale**, ce qui peut influencer l'absorption des médicaments. Par exemple, une diminution de la sécrétion d'acide gastrique pourrait affecter l'absorption de médicaments nécessitant un environnement acide pour être absorbés.

Un autre aspect à considérer est le système nerveux central (SNC). Les personnes âgées sont généralement plus sensibles aux effets des médicaments sur le SNC, tels que les sédatifs ou les hypnotiques. Cela peut augmenter le risque de chutes, un problème grave chez les personnes âgées. Par conséquent, les médicaments tels que les benzodiazépines, les antihistaminiques de première génération et d'autres médicaments susceptibles d'entraîner une sédation ou des vertiges doivent être utilisés avec prudence.

En outre, la **polymédication**, c'est-à-dire l'utilisation de nombreux médicaments en même temps, est courante chez les personnes âgées. Cela augmente non seulement le risque d'interactions médicamenteuses, mais peut également compliquer davantage la gestion et la compréhension du régime thérapeutique par le patient. Par exemple, un médicament peut renforcer l'effet d'un autre ou en diminuer l'efficacité. Cela rend essentielle une surveillance étroite et une révision régulière de la thérapie médicamenteuse.

Les aspects socio-économiques sont un autre domaine qui nécessite une attention particulière en pharmacologie gériatrique. La capacité à se permettre les médicaments, l'accès à des soins médicaux adéquats et la compréhension des informations médicales sont tous des variables qui peuvent influencer l'adhésion au traitement médicamenteux chez les personnes âgées.

La compréhension de ces facteurs est donc essentielle pour garantir des soins pharmaceutiques appropriés aux personnes âgées, en tenant compte de leurs besoins uniques et des défis auxquels elles sont confrontées.

Un aspect crucial de la gestion de la thérapie médicamenteuse des personnes âgées est l'attention aux comorbidités. Souvent, la population gériatrique souffre de plusieurs affections en même temps, qui peuvent interagir les unes avec les autres et avec les différents médicaments prescrits. Par exemple, un senior atteint de diabète et d'insuffisance cardiaque peut nécessiter une évaluation minutieuse des interactions entre les médicaments antidiabétiques et les médicaments cardiaques.

Le métabolisme hépatique est un autre élément à prendre en compte. Le foie joue un rôle essentiel dans le métabolisme des médicaments, et sa fonction peut être compromise chez les personnes âgées en raison de maladies chroniques, d'une utilisation antérieure de médicaments ou simplement de l'âge. Certains médicaments nécessitent des enzymes hépatiques spécifiques pour être métabolisés, et la présence ou l'absence de ces enzymes peut varier d'un individu à l'autre et changer avec l'âge. Cela peut influencer la vitesse à laquelle un médicament est métabolisé et éliminé du corps.

Il est également essentiel de réfléchir aux questions cognitives. De nombreux seniors peuvent avoir des problèmes de mémoire ou d'autres atteintes cognitives, ce qui peut rendre difficile le rappel de prendre des médicaments, la compréhension des instructions ou la reconnaissance des effets secondaires. De plus, certains médicaments peuvent avoir des effets secondaires qui interfèrent avec la fonction cognitive, créant ainsi des obstacles supplémentaires.

L'aspect social ne doit pas être négligé. Les personnes âgées, en particulier celles qui vivent seules ou dans des établissements d'assistance, peuvent avoir un réseau de soutien limité. Cela peut influencer leur capacité à gérer des régimes médicamenteux complexes. Elles peuvent ne pas avoir de personne pour les aider à se rappeler de prendre leurs médicaments, à signaler d'éventuels effets secondaires ou à obtenir des ordonnances.

Le mode d'administration est un autre facteur important. Alors que de nombreux médicaments sont disponibles sous forme orale, il peut y avoir des occasions où des voies alternatives d'administration pourraient être plus appropriées. Par exemple, un patient ayant des difficultés à avaler pourrait bénéficier d'un médicament liquide ou transdermique.

**Les effets indésirables des médicaments,
tels que les effets anticholinergiques**,
peuvent poser des problèmes particuliers chez les
personnes âgées. Des effets tels que la bouche
sèche, la rétention urinaire, la vision trouble et la
constipation peuvent être non seulement
gênants, mais aussi dangereux. De même, les
effets orthostatiques, tels que les
étourdissements ou les évanouissements en se
levant, peuvent augmenter le risque

Le thème de la gériatrie, en particulier
lorsqu'on se concentre sur la pharmacothérapie,
est vaste et comporte de nombreuses facettes qui
méritent l'attention.
**Un autre aspect à considérer est
l'équilibre entre les avantages et les
risques des médicaments**. Par exemple, les
anticoagulants peuvent être utiles pour prévenir
la thrombose et les AVC chez les personnes âgées
atteintes de fibrillation auriculaire, mais en
même temps, ils pourraient augmenter le risque
de saignement, en particulier en présence
d'autres affections ou de médicaments
concomitants. Par conséquent, le choix d'initier
un anticoagulant chez un patient gériatrique doit
être soigneusement réfléchi, en tenant compte du
risque individuel de thrombose et de saignement.

La polymédication, c'est-à-dire l'utilisation de plusieurs médicaments en même temps, est courante chez la population âgée. Cela présente des défis tels que des interactions médicamenteuses potentielles, une augmentation du risque d'effets secondaires et des difficultés d'adhésion au traitement. Une révision régulière des thérapies est essentielle, en évaluant la nécessité effective de chaque médicament et la possibilité de simplifier le régime thérapeutique.

De même, **l'adhésion thérapeutique peut être influencée par des problèmes de vision ou de dextérité**, ce qui rend difficile pour les personnes âgées de lire les étiquettes des médicaments ou d'ouvrir les flacons. La disponibilité de dispositifs d'administration adaptés, tels que des seringues avec des chiffres lisibles ou des flacons faciles à ouvrir, peut contribuer à améliorer l'adhésion et la sécurité du traitement.

La pharmacocinétique, c'est-à-dire la manière dont le corps absorbe, distribue, métabolise et élimine les médicaments, change avec l'âge. Par exemple, la diminution de la fonction rénale liée à l'âge peut influencer la clairance de nombreux médicaments, nécessitant ainsi un ajustement de la posologie. De même, les changements dans la composition corporelle peuvent influencer la distribution des médicaments dans le corps.

Les personnes âgées peuvent également être plus sensibles aux effets sur le système nerveux central (SNC) des médicaments, tels que la sédation, les vertiges ou la confusion. Cela peut être particulièrement pertinent pour des médicaments comme les benzodiazépines, les antipsychotiques ou les opioïdes. La sédation, en particulier, peut augmenter le risque de chutes, qui peuvent avoir des conséquences graves chez les personnes âgées.

Il convient également de noter que **les symptômes atypiques sont courants chez les personnes âgées**. Par exemple, une infection des voies urinaires peut ne pas se manifester par les symptômes classiques de dysurie ou de fièvre, mais plutôt par une confusion ou des changements de comportement. Par conséquent, il est essentiel d'avoir un fort soupçon clinique et une évaluation approfondie lors de l'évaluation d'un patient âgé présentant de nouveaux symptômes ou des changements dans son état de santé.

La gériatrie, en tant que branche médicale, se concentre sur les besoins spécifiques de la population âgée, une tranche démographique en croissance constante dans les pays développés. Cela fait de la pharmacothérapie en gériatrie un domaine d'étude fondamental et complexe.

Les aspects pharmacocinétiques et pharmacodynamiques des médicaments subissent des modifications avec l'âge, ce qui influence la réponse aux traitements. Le processus de vieillissement entraîne des modifications physiologiques, telles que la réduction de la fonction rénale, qui peut ralentir l'élimination des médicaments, augmentant ainsi le risque d'accumulation et de toxicité. De même, la fonction hépatique peut diminuer, influençant le métabolisme des médicaments. La proportion de graisse corporelle a tendance à augmenter et celle d'eau à diminuer avec l'âge, influençant la distribution des médicaments dans le corps. Ces modifications peuvent nécessiter des ajustements de posologie ou des changements dans le choix du médicament.

Un autre facteur à prendre en compte est la polymédication, c'est-à-dire la prise de plusieurs médicaments par un seul individu. Cette pratique est particulièrement courante chez les personnes âgées en raison de la présence de multiples comorbidités. La polymédication augmente le risque d'interactions médicamenteuses et d'effets secondaires. Par conséquent, une révision régulière des médicaments pris par un patient gériatrique est essentielle pour garantir que chaque médicament est réellement nécessaire et que les avantages l'emportent sur les risques.

Une évaluation attentive du patient âgé devrait également prendre en compte les obstacles potentiels à la prise correcte des médicaments. Des problèmes de vue, des difficultés motrices ou des problèmes cognitifs peuvent rendre difficile pour un patient âgé de gérer lui-même son traitement, augmentant ainsi le risque d'erreurs. La disponibilité de dispositifs d'administration adaptés et d'étiquettes claires peut aider à surmonter certains de ces obstacles.

En conclusion, la gestion pharmaceutique des patients gériatriques nécessite une connaissance approfondie des modifications physiologiques liées à l'âge, une prise de conscience des défis posés par la polymédication et une évaluation globale du patient, prenant en compte non seulement ses pathologies, mais aussi son contexte social et ses capacités. L'objectif principal demeure toujours de garantir la meilleure qualité de vie possible, grâce à une utilisation appropriée des médicaments et à la prévention des complications éventuelles.

12. Études de cas d'erreurs courantes

Qu'est-ce gériatrie, ses enjeux et ses particularités

La sécurité du patient est d'une importance primordiale dans le domaine de la pharmacologie et de la pratique clinique. Malgré toute l'attention et la diligence apportées, des erreurs peuvent se produire, dont beaucoup sont évitables. Voici un aperçu des erreurs courantes dans l'administration de médicaments et des stratégies pour les éviter :

1. **Erreurs de Dosage** : Ce sont parmi les erreurs les plus courantes. Elles peuvent résulter d'une mauvaise compréhension des indications, d'erreurs de calcul de la dose ou tout simplement de distraction.
   - *Prévention* : Formation régulière sur le calcul des doses, utilisation d'outils électroniques d'aide au calcul, et double vérification des doses avant l'administration.
2. **Confusion entre les Noms de Médicaments Similaires** : De nombreux médicaments ont des noms similaires en sonorité ou en écriture, ce qui peut entraîner des erreurs potentielles.
   - *Prévention* : Formation adéquate sur les dénominations des médicaments,

étiquetage clair et utilisation d'alertes
électroniques.

3. **Erreurs dans la Voie d'Administration** :
Administration d'un médicament par voie orale
au lieu de la voie intramusculaire, par exemple.
   - *Prévention* : Toujours suivre les "cinq
     règles d'or" (bon patient, bon médicament,
     bonne dose, bon moment, bonne voie).

4. **Erreurs dans le Timing** : Administrer un
médicament au mauvais moment ou oublier une
dose.
   - *Prévention* : Utilisation de rappels
     électroniques, de listes de contrôle et
     formation continue du personnel.

5. **Ignorance des Interactions
Médicamenteuses** : Administrer des
médicaments qui interagissent de manière
néfaste les uns avec les autres.
   - *Prévention* : Formation continue,
     utilisation de bases de données
     pharmaceutiques à jour et consultation
     d'un pharmacien lors de l'introduction de
     nouveaux médicaments.

6. **Erreurs liées au Patient** : Par exemple,
administrer un médicament auquel un patient est
allergique.
   - *Prévention* : Tenir une liste précise des
     allergies du patient et la vérifier avant
     d'administrer tout nouveau médicament.

7. **Défaut de Surveillance** : Certains médicaments nécessitent une surveillance régulière pour s'assurer qu'ils ne provoquent pas d'effets secondaires ou de toxicité.
   - *Prévention* : Protocoles clairs pour la surveillance et formation sur les besoins spécifiques de chaque médicament.
8. **Erreurs liées à la Technologie** : Par exemple, des erreurs dans la programmation des pompes à perfusion.
   - *Prévention* : Formation adéquate à l'utilisation des équipements, contrôles réguliers et entretien des équipements.

En conclusion, la clé pour prévenir les erreurs pharmacologiques réside dans une combinaison de formation, d'attention aux détails, d'utilisation efficace de la technologie et de communication claire entre tous les membres de l'équipe médicale. Avec la complexité croissante de la thérapie médicamenteuse, il est essentiel de rester vigilant et de s'engager dans des pratiques sûres pour garantir le bien-être des patients.

La Gestion des Complexités en Pharmacologie

La pharmacologie, comme toutes les disciplines médicales, est un domaine où la précision et l'attention aux détails sont essentielles. Les complexités de l'administration des médicaments, combinées aux particularités de chaque patient, rendent ce domaine particulièrement susceptible aux erreurs, dont certaines pourraient avoir des conséquences graves. Outre les erreurs mentionnées précédemment, d'autres scénarios courants et variables doivent être pris en compte :

9. **Non-Prise en Compte de l'État de Santé du Patient** : L'état de santé général d'un patient peut influencer sa réaction à un médicament. Par exemple, un patient ayant une fonction rénale altérée pourrait ne pas être en mesure de métaboliser ou d'éliminer un médicament comme prévu.

    - *Remède* : Toujours prendre en compte l'état de santé du patient et ajuster les doses en conséquence. Cela peut nécessiter des analyses sanguines ou d'autres tests diagnostiques.

10. **Médicaments Périmés ou Mal Stockés** : Les médicaments conservés dans des conditions non idéales ou périmés pourraient ne pas fonctionner comme prévu et pourraient même devenir toxiques.

    - *Remède* : Toujours vérifier les dates de péremption et s'assurer que les médicaments sont stockés conformément aux indications du fabricant.

11. **Absence de Suivi avec le Patient** : Après l'administration d'un nouveau médicament,

certains patients pourraient avoir des réactions inattendues ou des effets secondaires.

- *Remède* : Il est essentiel de faire un suivi régulier avec les patients, en particulier lorsque de nouveaux médicaments sont introduits ou que les doses sont modifiées.

12. **Communication Inefficace entre Médecins et Pharmaciens** : Dans certains cas, les ordonnances pourraient ne pas être claires, ou il pourrait y avoir des confusions concernant les doses ou la fréquence d'administration d'un médicament.

    - *Remède* : Une communication claire et ouverte entre tous les professionnels de la santé impliqués dans les soins du patient est essentielle. L'utilisation d'outils électroniques et de systèmes de prescription électronique peut également réduire le risque d'erreurs.

13. **Erreurs d'Étiquetage** : Dans certaines situations, les étiquettes des médicaments pourraient être confuses, effacées ou même incorrectes.

    - *Remède* : Toujours vérifier l'étiquette d'un médicament avant son administration et s'assurer qu'elle correspond à l'ordonnance.

14. **Erreur dans la Durée du Traitement** : Dans certains cas, un médicament pourrait être

prescrit pour une durée spécifique, mais il
pourrait être interrompu prématurément ou
prolongé sans indication médicale claire.

- *Remède* : Toujours suivre les directives sur
  la durée du traitement et consulter le
  médecin ou le pharmacien en cas de doute.

15. **Utilisation Indiscriminée de Médicaments
en Vente Libre** : De nombreux patients
prennent des médicaments en vente libre en plus
de leurs médicaments sur ordonnance sans en
informer leur médecin. Cela peut entraîner des
interactions médicamenteuses potentielles.

- *Remède* : Éduquer les patients sur
  l'importance de communiquer tous les
  médicaments qu'ils prennent, y compris
  ceux en vente libre, les compléments
  alimentaires et les herbes.

Dans le domaine de la pharmacologie, l'attention
aux détails, la communication claire et
l'éducation du patient sont essentielles pour
garantir que les médicaments sont administrés
en toute sécurité et efficacité. Comprendre les
multiples variables impliquées dans
l'administration des médicaments et connaître
les erreurs courantes peuvent aider les
professionnels de la santé à fournir des soins
optimaux à leurs patients.

28.   *La variété des erreurs et leurs remèdes*

29.   La variété des erreurs dans l'administration de médicaments est vaste, et compte tenu de la complexité croissante du domaine médical et pharmaceutique, ces erreurs peuvent se manifester de nombreuses manières différentes. Le domaine des erreurs pharmacologiques s'étend au-delà de l'administration proprement dite, touchant des domaines tels que l'acquisition, la conservation et la formation du personnel.

30.   **Erreurs dans la Transmission des Ordonnances** : Souvent, les ordonnances peuvent être transmises électroniquement ou par télécopie. Au cours de ce processus, des malentendus ou des interruptions peuvent survenir et entraîner des erreurs dans l'ordonnance reçue.

31. *Conseil* : Il est essentiel de toujours vérifier chaque ordonnance reçue avec le médecin ou le patient pour s'assurer qu'elle est correcte.

32.   **Non-Révision de la Liste des Médicaments du Patient** : Les patients prennent souvent de multiples médicaments, et ne pas réviser régulièrement cette liste peut entraîner des interactions médicamenteuses non désirées.

33.   *Conseil* : La liste des médicaments d'un patient devrait être révisée à chaque visite ou au moins périodiquement.

34.   **Utilisation d'Abbréviations Non Claires** : L'utilisation d'abréviations dans les ordonnances ou les notes médicales peut entraîner de la confusion ou des interprétations erronées.

35.   *Conseil* : Éviter l'utilisation d'abréviations ambiguës et s'assurer que toutes les notes sont rédigées de manière claire et compréhensible.

36.   **Absence de Confirmation de l'Identité du Patient** : Dans des environnements bondés comme les hôpitaux, il peut être facile d'administrer un médicament au mauvais patient si son identité n'est pas vérifiée.

37.   *Conseil* : Confirmer toujours l'identité du patient avant d'administrer tout médicament.

38.   **Erreur dans la Forme Pharmaceutique** : Il peut arriver qu'un médicament soit administré sous une forme incorrecte, par exemple une solution au lieu d'un comprimé.

39.   *Conseil* : Toujours lire attentivement l'étiquette et les instructions, et en cas de doute, consulter le pharmacien.

40.   **Absence d'Information sur les Allergies du Patient** : Si un médecin ou une infirmière n'est pas au courant des allergies d'un

patient, il pourrait administrer un médicament susceptible de provoquer une réaction allergique.

41. *Conseil* : Chaque patient devrait avoir un dossier actualisé de ses allergies, et ce dossier devrait être consulté avant d'administrer tout médicament.

42. **Erreur dans la Fréquence d'Administration** : Un patient pourrait recevoir un médicament trop fréquemment ou pas assez fréquemment en raison d'une erreur dans la lecture de l'ordonnance.

43. *Conseil* : Toujours suivre les instructions concernant la fréquence d'administration et utiliser des rappels ou des systèmes de traçabilité pour s'assurer que les médicaments sont administrés comme indiqué.

44. Chaque erreur dans l'administration de médicaments a le potentiel de causer des dommages au patient. Par conséquent, il est essentiel que le personnel de santé soit toujours attentif, bien informé et correctement formé pour garantir la sécurité du patient. La formation continue, la révision des protocoles et la mise en place de technologies avancées peuvent aider à réduire la probabilité d'erreurs.

45. **Emballage et Étiquetage Inadéquats** : Un emballage ou une étiquetage peu clairs peuvent entraîner une confusion entre les médicaments. Par exemple, deux médicaments

ayant des noms similaires ou des emballages similaires pourraient être facilement confondus.

46.   *Suggestion* : Toujours vérifier l'étiquette du médicament et la comparer à l'ordonnance avant de l'administrer.

47.   **Communication Inefficace entre le Personnel de Santé** : Le manque de communication claire entre les médecins, les infirmières et les pharmaciens peut entraîner des erreurs. Par exemple, si un médicament a été modifié et que l'infirmière n'en a pas été informée, elle pourrait administrer le mauvais médicament.

48.   *Suggestion* : Promouvoir une culture de communication ouverte dans laquelle le personnel se sent à l'aise de poser des questions et de partager des informations.

49.   **Mauvaise Utilisation d'Outils Technologiques** : Alors que la technologie peut aider à prévenir les erreurs, elle peut également en causer si elle est mal utilisée. Par exemple, une erreur dans le système de prescription électronique pourrait entraîner une ordonnance incorrecte.

50.   *Suggestion* : Assurer une formation adéquate sur l'utilisation de la technologie et disposer d'un système de contrôle et de vérification.

51. **Erreurs dans l'Administration de Doses Multiples** : Parfois, un patient peut recevoir plusieurs doses du même médicament si plusieurs médecins prescrivent le même médicament ou s'il n'y a pas un enregistrement précis de l'administration.

52. *Suggestion* : Utiliser des systèmes électroniques pour suivre les doses administrées et disposer d'un protocole de révision des ordonnances.

53. **Mesure Inexacte en Raison d'Outils Défectueux** : Les outils de mesure des liquides, tels que les seringues ou les gobelets doseurs, pourraient être défectueux ou inexacts, entraînant des doses imprécises.

54. *Suggestion* : Vérifier régulièrement les outils de mesure et les remplacer s'ils sont endommagés ou inexacts.

55. Manque de Vérification des Interactions Médicamenteuses : Les patients prenant plusieurs médicaments courent le risque d'interactions médicamenteuses potentiellement nuisibles.

- *Conseil* : Utiliser des logiciels ou des bases de données pour vérifier les interactions médicamenteuses possibles avant l'administration.

29. Non Prise en Compte de l'Alimentation et du Mode de Vie du Patient : Certains médicaments peuvent interagir avec certains aliments ou boissons, altérant leur efficacité ou provoquant des effets secondaires.

- *Conseil* : Demander toujours aux patients leur régime alimentaire ou leurs restrictions alimentaires et en tenir compte lors de l'administration de médicaments.

30. Non Prise en Compte des Conditions Métaboliques des Patients : Certains patients peuvent avoir des difficultés à métaboliser certains médicaments en raison de conditions telles que l'insuffisance rénale ou hépatique.

- *Conseil* : Toujours vérifier la fonction rénale et hépatique des patients et adapter les doses en conséquence.

Ce ne sont que quelques-unes des erreurs courantes et des solutions proposées pour les éviter. La clé pour minimiser les erreurs dans l'administration de médicaments réside dans la formation continue, la communication efficace et l'utilisation appropriée de la technologie.

31. Erreur de Transcription : Les erreurs de transcription se produisent lorsque les informations sont transférées de manière incorrecte d'une source à l'autre, par exemple, lorsqu'un médicament prescrit par voie orale est mal transcrit sur la fiche de traitement du patient.

- *Conseil* : Utiliser des systèmes électroniques de prescription pour réduire au minimum les erreurs manuelles et effectuer toujours une double vérification.

32. Méconnaissance des Contre-Indications : Sans une compréhension claire des contre-indications d'un médicament, il y a un risque de le prescrire à des patients qui pourraient avoir de graves réactions.

- *Conseil* : Les pharmaciens et le personnel médical devraient avoir un accès facile à des bases de données mises à jour et recevoir une formation continue sur les nouvelles contre-indications.

33. Conservation Inadéquate des Médicaments : Un stockage incorrect peut dégrader un médicament, réduisant son efficacité ou le transformant en substance toxique.

- *Conseil* : S'assurer que tous les médicaments sont conservés conformément aux recommandations du fabricant et que les zones de stockage sont régulièrement contrôlées pour la température et l'humidité.

34. Utilisation Inappropriée d'Abréviations : Les abréviations peuvent souvent entraîner la confusion. Par exemple, "QD" (une fois par jour) et "QID" (quatre fois par jour) pourraient être facilement confondues si elles sont mal écrites.

- *Conseil* : Limiter l'utilisation d'abréviations et adopter des normes d'abréviation au niveau de l'institution.

35. Prescription Basée Uniquement sur les Symptômes : Prescrire des médicaments uniquement en se basant sur les symptômes sans un diagnostic définitif peut conduire à des traitements inappropriés et potentiellement nuisibles.

- *Conseil* : Réaliser une évaluation approfondie du patient et utiliser des tests de diagnostic lorsque nécessaire pour confirmer un diagnostic.

36. Méconnaissance des Réactions Allergiques : Sans un enregistrement précis des allergies du patient, il y a un risque d'administrer des médicaments qui peuvent provoquer de graves réactions allergiques.

- *Conseil* : Maintenir un enregistrement précis des allergies de chaque patient et le vérifier avant chaque administration de médicaments.

37. Erreur de Calcul de la Dose : Cela peut se produire lorsque la mauvaise formule est utilisée ou qu'une ordonnance est mal interprétée.

- *Conseil* : Utiliser des outils électroniques ou des calculatrices spécifiques pour aider au calcul des doses et effectuer toujours une double vérification.

38. Non-Monitoring des Effets Secondaires : Ne pas surveiller les patients pour les effets secondaires peut entraîner des complications et des problèmes à long terme.

* *Conseil* : Établir des protocoles de suivi post-administration et éduquer les patients sur à quoi s'attendre et quels effets secondaires signaler.

La liste des erreurs énumérées souligne l'importance d'une formation adéquate, de protocoles clairs et d'une communication efficace entre tout le personnel de santé. La sécurité du patient devrait toujours être la priorité principale dans n'importe quel environnement de soins de santé.

En conclusion, la gamme d'erreurs courantes dans l'administration des médicaments souligne la vaste gamme de défis auxquels le personnel médical peut être confronté lors de la pratique clinique. Ces erreurs peuvent découler de divers facteurs, tels qu'un manque de compréhension, des erreurs de transcription, de la confusion causée par des abréviations similaires, un manque de connaissance des allergies du patient et de la négligence dans le suivi des effets secondaires des médicaments.

Chacune de ces erreurs ne représente pas seulement une menace potentielle pour la sécurité des patients, mais souligne également l'importance de disposer de protocoles standardisés, d'outils de vérification et de systèmes de formation continue pour le personnel. La formation régulière, les vérifications multiples, l'utilisation de technologies modernes telles que les systèmes de prescription électronique et les bases de données mises à jour, ainsi que l'encouragement de la communication ouverte entre les membres de l'équipe médicale, sont autant de stratégies pouvant contribuer à réduire au minimum la probabilité de telles erreurs.

La culture de la sécurité des patients devrait être une priorité absolue dans chaque établissement de santé. Cela signifie non seulement identifier et corriger les erreurs lorsqu'elles se produisent, mais aussi créer un environnement dans lequel le personnel se sent habilité à signaler des problèmes potentiels et à en tirer des enseignements. Ce n'est qu'en comprenant et en analysant les causes profondes des erreurs que leur récurrence peut être efficacement prévenue à l'avenir.

De plus, il est essentiel d'informer les patients sur leurs prescriptions, les effets secondaires potentiels et les interactions pharmacologiques. Cette éducation aidera les patients à devenir des partenaires actifs de leur propre prise en charge médicale, renforçant leur capacité à signaler toute anomalie ou réaction indésirable, réduisant ainsi davantage le risque d'erreurs liées aux médicaments.

En résumé, bien que les erreurs fassent inévitablement partie de la pratique médicale en raison de la nature humaine, une préparation adéquate, une communication efficace et des systèmes de vérification en place permettent de réduire considérablement la fréquence et la gravité de ces erreurs. La clé est d'adopter une approche proactive de la prévention des erreurs plutôt qu'une approche réactive.

13. Techniques de Double Vérification • Assurer la sécurité par la vérification croisée.

Les techniques de double vérification sont parmi les mécanismes de sécurité les plus efficaces utilisés dans le domaine de la santé, en particulier en pharmacologie et dans les procédures médicales. Ces techniques consistent à faire en sorte qu'au moins deux professionnels de la santé vérifient de manière indépendante une procédure ou une action avant son exécution. L'objectif principal est de réduire la probabilité d'erreurs en veillant à ce que toute erreur potentielle soit identifiée et corrigée avant de causer un préjudice au patient.

Le principe sous-jacent de la double vérification :
La prémisse de la double vérification est que si
une personne peut commettre une erreur, deux
personnes vérifiant la même information ou
procédure peuvent reconnaître et corriger cette
erreur. Ce concept est particulièrement pertinent
dans des situations à haut risque, telles que
l'administration de médicaments à fortes doses,
de médicaments ayant des noms similaires, ou de
procédures invasives qui pourraient avoir des
conséquences graves si elles étaient mal
exécutées.

Mise en œuvre de la double vérification : Pour
garantir que la double vérification soit efficace, il
est essentiel que chaque professionnel de la santé
effectue la vérification de manière indépendante,
sans influence mutuelle. De plus, ils doivent tous
deux avoir une compréhension claire de la
procédure ou de l'action à vérifier, ainsi qu'un
accès aux mêmes informations et outils.

Situations où la double vérification est essentielle
: Certaines des situations où la double
vérification est souvent utilisée comprennent : •
L'administration de médicaments hautement
toxiques. • La vérification de l'identification
correcte du patient avant une procédure. • Le
contrôle de la configuration correcte
d'équipements médicaux complexes.

Limites de la double vérification : Malgré l'efficacité de la double vérification, il existe certaines limites. Par exemple, si les deux professionnels ne sont pas suffisamment formés ou sont sujets à des distractions ou à la fatigue, ils peuvent ne pas reconnaître une erreur. De plus, dans certains cas, la double vérification peut être perçue comme une charge supplémentaire et pourrait ne pas être appliquée de manière cohérente.

Promouvoir une culture de la double vérification : Il est essentiel de promouvoir une culture dans laquelle la double vérification est considérée comme une étape nécessaire pour garantir la sécurité du patient, plutôt que comme une tâche supplémentaire. Une formation régulière, des protocoles bien définis et une prise de conscience de son importance peuvent contribuer à garantir que la double vérification soit appliquée de manière efficace et cohérente.

En conclusion, les techniques de double vérification sont un outil essentiel pour réduire les erreurs dans le domaine de la santé. Cependant, pour garantir son efficacité, il est essentiel de la mettre en œuvre correctement et de la soutenir par une formation adéquate et une compréhension claire de son importance.

Le Double Contrôle : Au-delà du Concept de Base

Contexte historique du double contrôle : L'origine du concept de double contrôle remonte à une époque où la médecine a commencé à comprendre l'importance de minimiser les erreurs humaines, en particulier avec l'introduction de traitements et de procédures complexes. Si initialement, on considérait que l'erreur était inévitable et presque "naturelle", avec le temps est apparue la nécessité de méthodes et de stratégies pour la contenir. Interaction avec la technologie : Avec l'avancement de la technologie, des équipements et des logiciels ont été introduits pour aider le personnel médical dans le double contrôle. Par exemple, certaines pompes à perfusion exigent désormais que deux opérateurs différents saisissent un mot de passe avant de pouvoir administrer certains médicaments. Cela garantit que la procédure de double contrôle est toujours suivie.

Le facteur psychologique : Bien que le double contrôle soit fondamentalement une procédure, il y a aussi un aspect psychologique important. Les professionnels de la santé sont formés non seulement à exécuter des procédures, mais aussi à communiquer efficacement entre eux. La confiance mutuelle est essentielle, mais un certain niveau de scepticisme professionnel est également essentiel pour s'assurer que chaque action est justifiée et correcte.

Le rôle de l'environnement : Un environnement bien organisé et exempt de distractions est essentiel pour le succès du double contrôle. Par exemple, un service hospitalier bruyant ou chaotique peut réduire l'efficacité du double contrôle. C'est pourquoi de nombreux hôpitaux conçoivent des zones spécifiques où les vérifications peuvent être effectuées avec peu d'interruptions.

Les Défis de la Pratique

Alors que la double vérification est théoriquement simple, elle peut présenter des défis dans la pratique quotidienne. La pression du temps, le manque de personnel et la fatigue peuvent influencer la capacité des professionnels de la santé à effectuer une double vérification constante. De plus, il peut y avoir une tendance à "sauter" la double vérification si l'un des professionnels est perçu comme plus expérimenté ou autoritaire.

Adaptation à la Diversité des Traitements

Alors que certaines procédures nécessitent une double vérification stricte, d'autres peuvent nécessiter une version modifiée. Par exemple, pour l'administration d'un médicament courant et à faible risque, une confirmation verbale rapide entre deux infirmières pourrait suffire plutôt qu'une vérification approfondie.

Le Double Contrôle : Un Outil Parmi D'autres

Enfin, il est essentiel de souligner que la double vérification, bien que très utile, est seulement l'un des nombreux outils à la disposition du personnel médical pour garantir la sécurité des patients. Elle doit être intégrée dans une culture plus large de sécurité et de responsabilité.

Évaluation des Compétences des Professionnels Impliqués

Tous les professionnels de la santé n'ont pas le même niveau d'expérience ou de formation dans des domaines thérapeutiques spécifiques. Par conséquent, l'association de deux opérateurs avec des antécédents ou des spécialisations différents peut offrir une double vérification plus robuste, avec une probabilité accrue de détecter des erreurs potentielles ou des inexactitudes.

Double Contrôle et Médecine Personnalisée

Avec l'évolution de la médecine personnalisée, la précision dans l'administration des traitements devient encore plus cruciale. Le double contrôle peut jouer un rôle vital pour s'assurer que les thérapies personnalisées, qui peuvent varier considérablement d'un patient à l'autre, soient administrées correctement.

Outils Numériques et Double Contrôle

L'ère numérique a introduit divers outils qui facilitent le double contrôle. Par exemple, il existe des applications qui permettent aux médecins de saisir des prescriptions, qui sont ensuite vérifiées par un autre médecin ou pharmacien avant d'être approuvées. Ces outils numériques peuvent également fournir des alertes en temps réel s'ils détectent des interactions médicamenteuses potentielles ou des dosages inappropriés.

Recherche et Études sur le Double Contrôle

De nombreuses recherches sont en cours pour évaluer l'efficacité des techniques de double contrôle dans divers contextes de santé. Ces études analysent souvent les circonstances dans lesquelles le double contrôle a empêché des erreurs potentiellement graves et cherchent à identifier les meilleures pratiques pour mettre en œuvre ces contrôles de manière efficace.

Formation et Simulations

Une formation régulière est essentielle pour garantir que les techniques de double contrôle sont correctement appliquées. De nombreuses institutions de santé utilisent des simulations pour former le personnel à effectuer des vérifications croisées dans des situations réelles. Ces simulations aident également à identifier des domaines où des améliorations sont possibles.

Aspects Éthiques du Double Contrôle

Outre les aspects pratiques, il existe des considérations éthiques liées au double contrôle. La principale responsabilité du personnel de santé est la sécurité et le bien-être du patient. La nécessité de garantir la sécurité par le biais du contrôle croisé peut, dans certains cas, entrer en conflit avec la nécessité de fournir des soins en temps opportun. Dans de telles situations, il est essentiel que les équipes de santé disposent de directives claires sur la manière de concilier ces impératifs.

L'Avenir du Double Contrôle

Bien que la pratique du double contrôle restera probablement une composante fondamentale de la médecine pendant de nombreuses années, il est probable que nous verrons des innovations supplémentaires dans ce domaine, tant par l'introduction de nouvelles technologies que par des recherches qui identifient des méthodes de plus en plus efficaces pour garantir la sécurité des patients.

Le Double Contrôle dans d'Autres Domaines

Le concept de double contrôle, bien qu'il soit largement reconnu dans le domaine de la santé, a également des applications dans d'autres secteurs, soulignant davantage son importance. Si nous examinons le double contrôle sous une perspective plus large, nous pouvons explorer plus de détails et de facettes de cette pratique. Dans l'industrie aéronautique, par exemple, le double contrôle est un principe fondamental. Les pilotes utilisent des listes de vérification pour chaque phase de vol, de la mise en marche des moteurs à l'atterrissage. Ces listes sont souvent examinées par les deux pilotes dans le cockpit, garantissant que chaque procédure est correctement suivie et que rien n'est omis. Ce type de double contrôle est essentiel pour la sécurité des vols.

De même, dans l'industrie nucléaire, le double contrôle est crucial. Étant donné la gravité potentielle des erreurs dans ce domaine, il est souvent nécessaire que plusieurs personnes soient responsables de la vérification des opérations et des procédures. Cela garantit non seulement que les procédures sont correctement suivies, mais aussi que toute anomalie ou déviation par rapport à la norme soit détectée et traitée avant de devenir un problème majeur.

Dans les domaines de la finance et de la comptabilité, le concept de double contrôle peut être appliqué sous forme de révisions croisées et d'audits. Par exemple, lors de la traitement d'une transaction financière complexe, il est souvent nécessaire qu'un deuxième ensemble de yeux examine la transaction pour en garantir l'exactitude. Cela peut prévenir des erreurs qui pourraient avoir des répercussions financières ou légales graves.

L'Impact des Techniques de Double Contrôle

Les techniques de double contrôle peuvent également avoir un impact sur la formation et le développement professionnel. Lorsqu'un nouveau membre du personnel est formé sur une procédure ou une compétence particulière, avoir une deuxième personne pour observer et évaluer peut offrir une perspective différente et fournir des commentaires plus complets. Cela peut accélérer le processus d'apprentissage et garantir une compréhension plus approfondie du sujet ou de la compétence en question.

Gestion de Projet

Un autre aspect du double contrôle concerne la gestion de projet. Dans les projets à grande échelle, il est essentiel d'avoir plusieurs niveaux de révision et de vérification pour s'assurer que le projet reste sur la bonne voie. Que ce soit dans la construction, le développement de logiciels ou tout autre type de projet, l'application de techniques de double contrôle peut prévenir les retards, les coûts supplémentaires et les problèmes de qualité.

Psychologie et Dynamique de Groupe

La psychologie et la dynamique de groupe jouent également un rôle dans le double contrôle. Deux individus peuvent avoir des perspectives, des expériences et des compétences légèrement différentes. Cette diversité peut conduire à une vision plus complète et équilibrée des situations, permettant de repérer des problèmes ou des défis qu'un individu seul pourrait ne pas remarquer.

Nécessité de Compétence et de Formation

Enfin, il convient de noter que bien que le double contrôle soit une pratique précieuse, il ne remplace pas la nécessité de compétence et de formation. Son efficacité repose sur l'hypothèse que les personnes impliquées sont adéquatement formées et compétentes dans leurs domaines respectifs.

Histoire du Double Contrôle

Le double contrôle, en tant que pratique, a des racines anciennes que l'on retrouve dans différentes cultures et traditions. Par exemple, dans les civilisations anciennes, la vérification croisée était une méthode utilisée pour garantir la précision de la comptabilité et de l'enregistrement des transactions. En Égypte, les scribes révisaient souvent et comparaient leurs propres registres pour s'assurer qu'ils étaient exempts d'erreurs.

Dans le contexte médical, le double contrôle peut également être considéré comme un mécanisme de responsabilité. Dans des situations où une erreur peut avoir de graves répercussions sur la santé d'un patient, le double contrôle sert de couche de sécurité supplémentaire. Par exemple, lors de l'administration de médicaments, un deuxième avis peut aider à identifier d'éventuelles réactions indésirables, interactions médicamenteuses ou erreurs de dosage.

En termes de gestion de la qualité, le double contrôle fait souvent partie intégrante des systèmes ISO et des programmes d'assurance qualité. Ces réglementations établissent des protocoles stricts pour garantir que les produits et les services respectent des normes spécifiques. La vérification croisée, dans ce contexte, garantit que les non-conformités sont identifiées et résolues avant qu'elles n'affectent négativement le produit final ou le client.

Dans le domaine juridique, le double contrôle se manifeste souvent sous la forme d'une révision par les pairs. Avant qu'un document juridique ne soit finalisé, il peut être examiné par un autre avocat ou expert pour garantir sa précision, son exhaustivité et sa conformité aux lois et réglementations en vigueur. Cette pratique protège non seulement les clients, mais aussi les entreprises ou les organisations juridiques contre d'éventuels problèmes juridiques.

Un autre contexte où le double contrôle joue un rôle significatif est la recherche scientifique. Lorsqu'un chercheur rédige un document ou un article en vue de sa publication, il est courant que le travail soit soumis à un examen par les pairs. D'autres experts dans le domaine examinent la recherche pour évaluer sa validité, sa précision et sa pertinence. Ce processus contribue à maintenir l'intégrité du corps de la connaissance scientifique en garantissant que les informations publiées sont précises et fiables.

Sécurité Informatique

D'un point de vue de la sécurité informatique, le double contrôle peut se manifester de diverses manières. Par exemple, avant de mettre en œuvre une mise à jour logicielle ou un correctif de sécurité, il est courant qu'un deuxième technicien ou expert examine le code ou la mise à jour pour s'assurer qu'elle n'introduit pas de nouvelles vulnérabilités ou de problèmes.

Dans l'ensemble, la pratique du double contrôle imprègne presque tous les secteurs et disciplines.

Elle repose sur la compréhension que l'erreur humaine est inévitable, mais à travers des systèmes et des protocoles soigneusement conçus, les probabilités de telles erreurs peuvent être considérablement réduites.

Application dans la Vie Quotidienne et les Décisions Personnelles

Le concept de double contrôle, bien qu'établi dans de nombreuses professions, peut également s'étendre à la vie quotidienne et aux décisions personnelles. Pensez, par exemple, combien de fois vous avez demandé un deuxième avis avant de prendre une décision importante. Cet instinct de rechercher une confirmation ou une validation est le reflet de notre désir inné d'éviter les erreurs et de prendre des décisions éclairées.

D'un point de vue psychologique, le double contrôle peut également servir de mécanisme de défense contre le biais de confirmation, qui est la tendance à rechercher, interpréter et se souvenir des informations de manière à confirmer nos croyances préexistantes. Lorsque nous demandons un deuxième avis ou que nous impliquons quelqu'un d'autre dans le processus décisionnel, nous sommes en mesure de remettre en question nos présomptions et d'élargir notre perspective.

Le Double Contrôle dans le Domaine de l'Éducation

Dans le domaine éducatif, le double contrôle est souvent intégré dans le processus d'apprentissage en tant que méthode de renforcement de la compréhension. Les enseignants peuvent demander aux élèves de vérifier leur propre travail ou de le faire examiner par un camarade de classe. Cela favorise non seulement la précision, mais enseigne également aux élèves l'importance de l'auto-évaluation et de la réflexion critique.

Applications dans l'Ingénierie et l'Architecture

Le double contrôle a également trouvé des applications dans des domaines tels que l'ingénierie et l'architecture. Avant la construction d'un bâtiment ou d'un pont, par exemple, les dessins et les calculs sont souvent examinés par un deuxième ingénieur ou architecte. Cette pratique garantit que les structures soient solides, sécurisées et conformes à la réglementation en vigueur.

Rôle Fondamental dans le Domaine Financier

Dans le domaine financier, le double contrôle est essentiel. Les banques et autres institutions financières adoptent des processus de contrôle rigoureux pour garantir l'exactitude des transactions et une gestion appropriée des fonds. Cette pratique protège non seulement l'institution elle-même, mais aussi les clients, et assure la stabilité et la fiabilité du système financier.

Transparence et Responsabilité dans les Organisations Non Gouvernementales et Internationales

De même, dans les organisations non gouvernementales et internationales, le double contrôle est utilisé pour garantir la transparence et la responsabilité. Avant que les fonds ne soient distribués ou que des décisions ne soient prises, ils sont souvent examinés par plusieurs personnes ou départements pour s'assurer qu'ils sont conformes à la mission et à la vision de l'organisation.

Limitations du Double Contrôle

Cependant, il convient de noter que, malgré ses nombreux avantages, le double contrôle n'est pas infaillible. Il existe toujours la possibilité que les deux parties commettent la même erreur ou qu'elles passent à côté de détails cruciaux. Par conséquent, bien que le double contrôle soit un excellent outil pour réduire le risque d'erreurs, il est essentiel de l'accompagner d'une formation adéquate, de systèmes robustes et d'une culture d'apprentissage et d'amélioration continue.

Importance du Double Contrôle

Les techniques de double contrôle représentent un outil essentiel dans le domaine des professions et des procédures nécessitant précision et exactitude, mais il est crucial de comprendre pleinement la valeur, les limites et les contextes d'application.

La valeur intrinsèque du double contrôle réside dans sa capacité à fournir un niveau supplémentaire de sécurité. Lorsque deux personnes ou systèmes indépendants réexaminent et valident une action ou une décision, la probabilité d'erreur a tendance à diminuer considérablement. Cela garantit non seulement l'exécution correcte d'une tâche, mais peut également protéger contre les responsabilités légales, garantir le respect des normes professionnelles et renforcer la confiance des clients ou des patients concernés.

Cependant, il existe quelques limitations clés à considérer. Tout d'abord, la technique de double contrôle n'élimine pas complètement le risque d'erreur. Comme déjà mentionné, les deux parties pourraient commettre la même erreur ou il pourrait y avoir un manque de communication efficace entre elles. De plus, le double contrôle peut être perçu comme une charge, en particulier s'il n'est pas bien mis en œuvre ou s'il est considéré comme un contrôle excessif ou envahissant.

Contexte d'Application et Conclusion

Le contexte d'application est tout aussi fondamental. Alors que dans certaines situations, comme dans l'administration de médicaments en médecine, le double contrôle est absolument essentiel et peut littéralement sauver des vies, dans d'autres situations, il pourrait être superflu. La clé est de déterminer quand et comment mettre en œuvre le double contrôle en fonction des risques associés et de la criticité des activités en question.

En conclusion, bien que le double contrôle soit un puissant outil d'atténuation des risques, il est impératif de l'utiliser avec discernement. Les organisations et les professionnels doivent soigneusement évaluer où il a le plus de sens d'implémenter cette technique, en garantissant toujours une formation adéquate et en promouvant une culture de communication ouverte. Ce n'est qu'à travers une application réfléchie et informée que le double contrôle peut atteindre son plein potentiel en tant que rempart contre les erreurs et garant de la qualité dans les opérations critiques.

14. Calcul des Doses pour la Nutrition Entérale • Tubes d'Alimentation et Besoins Associés

Le calcul des doses pour la nutrition entérale est une composante essentielle de la prise en charge des patients ayant besoin d'un soutien nutritionnel par l'intermédiaire de tubes d'alimentation. La nutrition entérale est utilisée lorsque le patient ne peut pas manger ou digérer de la nourriture par la bouche, mais que son tractus gastro-intestinal fonctionne correctement.

Caractéristiques de la Nutrition Entérale: La nutrition entérale consiste en des mélanges spéciaux de nutriments liquides, comprenant des protéines, des glucides, des graisses, des vitamines et des minéraux nécessaires pour répondre aux besoins nutritionnels d'un individu. Ces mélanges peuvent varier en termes de densité calorique, de composition des nutriments et de viscosité.

Évaluation des Besoins Nutritionnels: Avant de commencer la nutrition entérale, il est essentiel d'évaluer les besoins nutritionnels du patient. Cela inclut la détermination des besoins caloriques quotidiens, basée sur des facteurs tels que l'âge, le poids, l'activité physique et l'état clinique du patient. Les maladies aiguës ou chroniques peuvent considérablement modifier les besoins nutritionnels.

Types de Tubes d'Alimentation:

Il existe plusieurs types de tubes d'alimentation, tels que le nasogastrique, le nasoentérique, la gastrostomie et la jejunostomie. Le choix du tube dépend de la durée prévue de la nutrition entérale, de l'anatomie et de l'état clinique du patient, ainsi que du site le plus approprié pour l'insertion.

Vitesse et Mode d'Administration:

Une fois que les besoins nutritionnels ont été déterminés, il est important de décider de la vitesse et du mode d'administration. Cela peut se faire en administration continue, en utilisant une pompe, ou en bolus, en administrant une certaine quantité de nutrition à intervalles réguliers. Le choix dépend de la tolérance gastro-intestinale du patient, du type de tube utilisé et d'autres considérations cliniques.

Surveillance et Ajustement:

Une fois la nutrition entérale commencée, il est essentiel de surveiller la réponse du patient. Cela inclut la vérification de toute complication telle que la diarrhée, la distension abdominale ou les régurgitations, ainsi que l'ajustement de la vitesse ou de la composition de la nutrition selon les besoins.

Considérations Spécifiques:

Certains patients peuvent avoir des besoins nutritionnels spécifiques, tels qu'un apport accru en protéines après un traumatisme ou une chirurgie, ou des restrictions sur la quantité de sodium ou de liquides en raison de problèmes cardiaques.

En Résumé:

Le calcul des doses pour la nutrition entérale est un processus complexe nécessitant une connaissance approfondie des besoins nutritionnels du patient et de la physiologie de la nutrition entérale. Grâce à une évaluation précise, une planification adéquate et une surveillance continue, il est possible de fournir un soutien nutritionnel optimal au patient par le biais de tubes d'alimentation.

Aspects Importants de la Nutrition Entérale:

La nutrition entérale, bien qu'essentielle pour de nombreux patients, présente des défis uniques qui nécessitent attention et soin. Bien que son objectif principal soit de fournir des nutriments essentiels à ceux qui ne peuvent pas consommer de nourriture de manière traditionnelle, il existe de multiples variables à considérer lors de son administration.

Évaluation de la Tolérance:

Il est essentiel pour les professionnels de la santé de surveiller la tolérance du patient à la nutrition entérale. Les signes d'intolérance peuvent inclure des nausées, des vomissements, de la diarrhée, une distension abdominale et des crampes. La présence de ces symptômes peut indiquer la nécessité de modifier la formule, la vitesse d'administration ou les deux.

Compatibilité avec les Médicaments:

Les patients ayant des tubes d'alimentation reçoivent souvent également des médicaments par le même tube. Cela peut entraîner des problèmes de compatibilité entre la nutrition et les médicaments, qui pourraient coaguler ou interagir entre eux. Il est donc essentiel de connaître et de prévenir ces interactions, éventuellement en séparant l'administration de la nutrition et des médicaments d'au moins une heure.

Prévention des Infections:

Un autre aspect crucial de la nutrition entérale est la prévention des infections. Étant donné que le tube offre un accès direct au tractus gastro-intestinal, il existe un risque de contamination bactérienne. Un nettoyage régulier et précis du tube ainsi que la manipulation appropriée de la formule nutritionnelle sont essentiels.

Bilan Hydrique et Électrolytique:
La nutrition entérale peut influencer l'équilibre hydrique et électrolytique du patient. Certaines formules peuvent avoir une teneur élevée en sodium, tandis que d'autres peuvent être plus concentrées et nécessiter une dilution adéquate. La surveillance des taux d'électrolytes sériques et l'évaluation clinique de l'équilibre hydrique sont essentielles pour garantir la sécurité du patient.

Considérations de Mobilité:
La position du patient peut influencer la tolérance à la nutrition entérale. Par exemple, maintenir le patient en position semi-assise peut réduire le risque d'aspiration. De même, encourager la mobilité, si possible, peut favoriser une meilleure motilité intestinale et tolérance à la nutrition.

Types de Formules:
Il existe différentes formules disponibles pour la nutrition entérale, chacune ayant une composition spécifique en termes de macronutriments, de vitamines, de minéraux et d'énergie. Le choix de la formule idéale devrait être basé sur les besoins individuels du patient, son état clinique et d'éventuelles restrictions alimentaires.

Aspects Psychologiques:

Enfin, il ne faut pas sous-estimer les aspects psychologiques associés à l'alimentation par tube. Pour de nombreux patients, ne pas pouvoir manger de manière traditionnelle peut avoir un impact significatif sur leur qualité de vie et leur estime de soi. La communication empathique et le soutien psychologique sont essentiels dans ces cas.

Intégration des Considérations dans la Nutrition Entérale du Patient

Incorporer toutes ces considérations dans le régime de nutrition entérale d'un patient peut sembler être une tâche imposante, mais avec une formation adéquate, des compétences et une attention aux détails, il est possible de garantir que chaque patient reçoive les meilleurs soins possibles.

Types de Tubes et Sélection Appropriée:

La méthode d'administration de la nutrition entérale peut également être influencée par le type de tube utilisé. Il existe plusieurs types de tubes, notamment les tubes nasogastriques (NG), les tubes nasoentériques, gastrostomiques et jejunostomiques. Le choix du tube approprié dépend de la durée prévue de la nutrition, de la fonction gastro-intestinale du patient et d'autres considérations cliniques.

Localisation Anatomique et Tubes:
L'emplacement anatomique du tube est essentiel. Par exemple, un tube nasogastrique se termine dans l'estomac et peut être utilisé pour de courtes périodes. Cependant, si l'acidité gastrique est un problème ou s'il y a un risque d'aspiration, un tube nasoentérique, qui s'étend dans l'intestin grêle, pourrait être préférable. Pour les besoins à long terme, les tubes gastrostomiques ou jejunostomiques sont insérés chirurgicalement ou endoscopiquement directement dans l'estomac ou l'intestin.

Sélection de la Formule Nutritionnelle:
La consistance et la viscosité des formules nutritionnelles peuvent varier, et certains tubes peuvent se boucher plus facilement s'ils sont utilisés avec des formules particulièrement denses. Par conséquent, le choix de la formule doit être lié au diamètre et au type du tube.

Vitesse d'Infusion et Température:
La vitesse d'infusion est un autre aspect à prendre en considération. Une vitesse trop élevée peut provoquer une intolérance, tandis qu'une vitesse trop basse peut ne pas répondre aux besoins nutritionnels du patient. La vitesse d'infusion idéale variera en fonction de la formule, de la capacité du patient à la tolérer et des besoins caloriques quotidiens.

La température de la formule joue également un rôle. L'administration d'une formule trop froide peut provoquer des crampes et de l'inconfort, tandis qu'une formule trop chaude peut altérer la composition des nutriments. En général, la formule doit être à température ambiante pour garantir une tolérance maximale.

Hygiène et Prévention des Infections:

La propreté et l'hygiène lors de la préparation et de l'administration de la nutrition sont essentielles pour réduire le risque d'infections. L'environnement de préparation doit être propre, et les mains doivent être soigneusement lavées. La formule non utilisée doit être conservée au réfrigérateur et jetée si elle n'est pas utilisée dans les 24 heures.

Additifs et Suivi du Patient:

Les additifs peuvent parfois être nécessaires pour répondre aux besoins spécifiques des patients. Ceux-ci peuvent inclure des vitamines, des minéraux, des fibres ou des médicaments. Cependant, avant d'ajouter tout supplément à la formule, il est essentiel de vérifier la compatibilité et de s'assurer qu'il ne provoque pas de coagulation ou de séparation.

Enfin, la surveillance régulière du patient est fondamentale. En plus de rechercher des signes d'intolérance, il est important de surveiller régulièrement le poids, la fonction rénale, les électrolytes, entre autres paramètres cliniques, pour s'assurer que la nutrition entérale a l'effet désiré et que le patient reçoit tous les nutriments nécessaires.

Types de Matériaux de Tubes:
Les tubes d'alimentation peuvent également varier dans leur composition matérielle, y compris les silicones, les polyuréthanes et les caoutchoucs. Le choix du matériau peut influencer la durée de vie du tube et sa résistance aux solutions acides ou alcalines. Par exemple, le polyuréthane a tendance à être plus résistant à l'usure et moins réactif à divers médicaments et solutions, ce qui en fait un choix idéal pour la nutrition entérale à long terme.

Complications et Évaluation des Besoins:
Les complications associées à la nutrition entérale peuvent varier de légères à graves. Celles-ci peuvent inclure des problèmes mécaniques, tels que le déplacement ou l'obstruction du tube, des problèmes gastro-intestinaux tels que des nausées, des vomissements, de la diarrhée, de la constipation et des ballonnements, et des problèmes métaboliques tels que la déshydratation, des déséquilibres électrolytiques et des fluctuations de la glycémie. Une évaluation régulière de l'apport liquide, de la fonction rénale et des

électrolytes peut aider à prévenir ou à gérer ces complications.

Une évaluation précise des besoins nutritionnels du patient est essentielle avant de commencer la nutrition entérale. Cela comprend l'estimation des besoins caloriques, l'évaluation de l'état nutritionnel par l'anthropométrie et les tests de laboratoire, ainsi que la prise en compte des besoins nutritionnels spécifiques, tels que les protéines, les vitamines et les minéraux. Ces évaluations aident à choisir la formule la plus appropriée et à personnaliser le plan nutritionnel en fonction des besoins individuels.

Compatibilité des Médicaments et Formules Nutritionnelles

Dans le contexte de la nutrition entérale, la compatibilité des médicaments avec les formules nutritionnelles est un aspect critique. Certains médicaments peuvent se lier aux nutriments ou altérer la viscosité de la formule, ce qui rend difficile l'administration à travers le tube d'alimentation. De plus, certains médicaments peuvent nécessiter une absorption dans l'estomac, tandis que d'autres peuvent nécessiter un environnement intestinal. Par conséquent, le choix du tube d'alimentation et de l'emplacement de son ouverture influence la pharmacocinétique et l'efficacité du médicament.

Nutrition Entérale et Alimentation Orale:

Alors que la nutrition entérale est administrée à travers un tube d'alimentation, l'apport oral de nourriture et de boissons peut toujours être possible et encouragé en fonction de l'état du patient. Cela peut contribuer à maintenir la fonction et la santé du tractus gastro-intestinal et à améliorer la qualité de vie du patient. Dans ces cas, la nutrition entérale agit comme un complément à l'alimentation orale, garantissant que les besoins nutritionnels sont satisfaits.

Soutien Psychosocial:

Le soutien psychosocial est également essentiel pour les patients sous nutrition entérale. Faire face à un tube d'alimentation peut être un défi émotionnel, affectant l'estime de soi et la perception de l'image corporelle. Fournir un soutien adéquat, y compris des conseils et de l'éducation, peut aider les patients à s'adapter à leur nouvelle situation.

La nutrition entérale, en tant que forme essentielle de soutien nutritionnel pour de nombreux patients qui ne peuvent pas ingérer ou absorber de la nourriture par la digestion normale, occupe une place cruciale dans le domaine des soins médicaux. Elle utilise des tubes d'alimentation insérés à travers diverses positions, notamment le nez, la bouche ou directement dans l'estomac ou l'intestin.

Calcul des Doses pour la Nutrition Entérale:

Le calcul des doses pour la nutrition entérale est complexe et doit prendre en compte divers facteurs : les besoins caloriques et nutritionnels individuels, les affections médicales sous-jacentes, les médicaments pris et les interactions potentielles entre ceux-ci et la formule nutritionnelle, la fonction digestive résiduelle et les complications éventuellement associées à la procédure elle-même.

Types de Matériaux de Tubes d'Alimentation:

Le matériau utilisé pour les tubes d'alimentation est sélectionné en fonction de divers critères, notamment la durée, la résistance aux solutions acides ou alcalines et la biocompatibilité. L'emplacement et le type de tube d'alimentation choisi (par exemple, nasogastrique, gastrostomie, etc.) peuvent influencer la manière dont les médicaments et les formules sont métabolisés et absorbés par le corps.

Complications et Gestion:

Les complications peuvent varier de légères à graves, et une gestion attentive et éclairée de ces tubes, ainsi qu'une évaluation et un suivi attentifs du patient, sont essentielles pour garantir la sécurité et l'efficacité de la nutrition entérale. Les professionnels de la santé doivent être particulièrement vigilants lorsqu'ils administrent des médicaments par le biais de tubes d'alimentation, car les interactions médicament-formule peuvent compromettre la disponibilité du médicament ou altérer la composition de la formule.

Aspect Humain et Psychosocial:

Enfin, mais non des moindres, il y a l'aspect humain et psychosocial de la nutrition entérale. La mise en place d'un tube d'alimentation peut avoir un impact significatif sur l'image corporelle, l'estime de soi et la qualité de vie du patient. Par conséquent, il est essentiel de fournir un soutien psychosocial approprié, en plus de la gestion clinique. En résumé, la nutrition entérale, bien qu'elle soit une modalité thérapeutique essentielle, exige une compréhension approfondie, une formation spécifique et une attention multidisciplinaire pour garantir le meilleur résultat possible pour le patient.

Études de Cas Cliniques • Exercices Pratiques sur des Scénarios Cliniques Réels

Les études de cas cliniques représentent un élément essentiel de l'apprentissage et de la formation dans le domaine médical. En analysant des cas cliniques réels, les professionnels de la santé peuvent non seulement affiner leurs compétences en matière de diagnostic et de traitement, mais aussi développer une compréhension profonde des subtilités et des complexités qui caractérisent la pratique médicale. Ces scénarios permettent d'explorer un large éventail de situations, allant des affections les plus courantes aux plus rares et complexes.

Exemples d'Exercices Pratiques sur des Scénarios Cliniques:

1. **Cas d'Insuffisance Cardiaque :** Un homme de 68 ans se présente aux urgences se plaignant de dyspnée et de gonflement des chevilles. Il a des antécédents d'hypertension et de diabète. Comment procéderiez-vous au diagnostic et au traitement ?

2. **Cas d'Infection Respiratoire :** Une fillette de 4 ans consulte un pédiatre pour une toux persistante, de la fièvre et un malaise. Elle a été en contact avec d'autres enfants présentant des symptômes similaires à l'école. Quelles sont vos considérations diagnostiques ?

3. **Cas de Fracture :** Une femme de 30 ans tombe en faisant son jogging et signale une douleur aiguë au poignet droit, qui est enflé et déformé. Quelles mesures prenez-vous pour gérer cette situation ?

4. **Cas d'Allergie Alimentaire :** Un garçon de 15 ans mange une barre protéinée et commence à ressentir des démangeaisons dans la bouche, de l'urticaire et des difficultés respiratoires. Que faites-vous immédiatement ?

5. **Cas de Douleur Abdominale :** Une femme de 40 ans se présente en se plaignant de douleurs abdominales aiguës dans le quadrant inférieur droit. Elle a aussi des nausées et a vomi une fois. Quelles sont vos hypothèses diagnostiques ?

Ces scénarios cliniques offrent l'opportunité d'appliquer des connaissances théoriques à des situations pratiques et réelles. Au cours de ces exercices, les étudiants peuvent explorer différentes approches de diagnostic, de gestion et de traitement, en recevant des retours d'information de la part de leurs instructeurs et de leurs pairs.

Il est également important de souligner le rôle de la simulation dans ce contexte. Grâce aux technologies modernes, il est possible de créer des environnements de simulation reproduisant fidèlement des situations cliniques réelles. Cela offre aux étudiants et aux professionnels en formation l'opportunité de mettre en pratique leurs compétences dans un environnement contrôlé et sûr.

De plus, la discussion et l'analyse de ces cas cliniques favorisent l'apprentissage collaboratif en stimulant la réflexion critique et l'approfondissement. Grâce à ce processus, les professionnels de la santé peuvent affiner leurs compétences en matière de diagnostic et de prise de décision, se préparant ainsi à gérer un large éventail de situations cliniques dans leur pratique quotidienne.

Utilité de la Casuistique Clinique:

De plus, la casuistique clinique sert de moyen pour identifier des modèles récurrents dans les symptômes, les maladies et les réponses au traitement, fournissant une base pour le développement et la mise à jour des directives cliniques et des bonnes pratiques. L'analyse détaillée de ces cas peut offrir des informations sur les facteurs de risque, les comorbidités, les interactions médicamenteuses et les obstacles potentiels aux soins optimaux des patients.

Un autre aspect important de la casuistique clinique est sa capacité à mettre en évidence des domaines d'incertitude ou de controverse dans la pratique médicale. Cela peut stimuler des recherches supplémentaires et des études cliniques pour résoudre ces questions et améliorer la qualité des soins de santé.

En résumé, à travers l'analyse détaillée et la discussion de scénarios cliniques réels, la casuistique clinique offre aux professionnels de la santé un moyen inestimable d'approfondir leur compréhension de la médecine, d'affiner leurs compétences et de contribuer à l'avancement de la pratique médicale dans son ensemble.

Enseignement basé sur des Études de Cas Cliniques : Une Approche Essentielle

Les exercices pratiques basés sur des études de cas cliniques représentent un élément fondamental dans la formation médicale et le développement continu des professionnels de la santé. En analysant en détail des cas réels, les médecins, les infirmiers et d'autres professionnels de la santé peuvent acquérir une compréhension plus profonde des nuances et des complexités de la pratique clinique.

Scénarios Cliniques Réels :

Les scénarios cliniques réels vont souvent au-delà du simple texte des manuels de médecine, présentant des défis uniques qui peuvent varier en fonction de l'état du patient, de ses comorbidités, de ses antécédents familiaux, de ses préférences personnelles et de bien d'autres variables. En analysant ces situations, les professionnels peuvent développer une plus grande empathie envers les patients, améliorer leurs compétences en communication et prendre des décisions cliniques plus éclairées.

Par exemple, un cas peut concerner un patient âgé atteint de multiples affections chroniques, nécessitant une approche multidisciplinaire des soins. Cela peut inclure la gestion des médicaments, la physiothérapie, la nutrition et l'évaluation psychologique. Étudier de tels cas peut aider les professionnels de la santé à comprendre comment coordonner les soins entre différentes spécialités et à prendre des décisions qui tiennent compte de l'ensemble du patient.

Un autre scénario pourrait concerner un jeune patient présentant des symptômes ambigus qui ne correspondent pas à un diagnostic clair. Cela pourrait pousser les médecins à considérer des diagnostics différentiels, à explorer davantage de tests diagnostiques et à communiquer efficacement avec le patient et sa famille concernant l'incertitude.

De plus, il existe des cas qui pourraient mettre en lumière des questions culturelles ou socio-économiques. Par exemple, comment traiter un patient ayant des croyances culturelles qui pourraient entrer en conflit avec les recommandations médicales standard ? Ou comment aborder un patient qui pourrait ne pas avoir les ressources nécessaires pour suivre les directives nutritionnelles ou pharmacologiques ?

Avantages de la Méthode de Cas Cliniques :

Ces scénarios réels peuvent également aider les médecins à réfléchir à leurs propres réactions émotionnelles et à leurs préjugés. La médecine, après tout, ne consiste pas seulement en des connaissances cliniques, mais aussi en des interactions humaines. Grâce à la réflexion et à la discussion de ces cas, les professionnels peuvent grandir à la fois en tant que cliniciens et en tant que personnes.

Un autre aspect essentiel des études de cas cliniques est leur capacité à mettre en évidence les aspects légaux de la pratique médicale. À une époque où la médecine est de plus en plus réglementée et sujette à des litiges, la connaissance et la compréhension des différents scénarios susceptibles de poser des problèmes légaux sont essentielles. En analysant des cas qui ont conduit à des poursuites judiciaires ou des litiges, les professionnels peuvent devenir plus conscients des risques et des meilleures pratiques pour les atténuer.

Enfin, il est essentiel que ces exercices pratiques soient menés dans un environnement d'apprentissage sûr et favorable. Cela permet aux professionnels de poser des questions, de commettre des erreurs, de recevoir des retours constructifs et d'apprendre de manière constructive, sans la pression de l'environnement clinique en temps réel.

En conclusion, l'étude détaillée des cas cliniques réels à travers des exercices pratiques est une approche inestimable pour l'éducation médicale. Elle fournit une plate-forme aux professionnels de la santé pour explorer, réfléchir et apprendre à partir de situations réelles, garantissant qu'ils soient compétents non seulement du point de vue technique, mais aussi équipés pour faire face aux défis interpersonnels, culturels et éthiques qui se posent inévitablement dans la pratique clinique quotidienne. Cette forme d'apprentissage, lorsqu'elle est correctement intégrée dans les programmes de formation, peut contribuer à des soins de santé plus efficaces, empreints d'empathie et axés sur le patient.

16. Outils Technologiques : Faciliter les Calculs et les Interventions

1. La révolution numérique a eu un impact significatif sur le domaine de la médecine, offrant aux professionnels de la santé une large gamme d'outils technologiques pour les aider dans leurs tâches quotidiennes, améliorer la précision et l'efficacité de leur travail, et réduire les erreurs. En se concentrant spécifiquement sur le thème

du calcul des doses et des interventions pharmaceutiques, plusieurs outils technologiques peuvent apporter leur soutien :

2. **Applications Mobiles de Calcul de Doses** : De nombreuses applications sont disponibles pour les appareils Android et iOS, conçues spécifiquement pour aider les médecins dans le calcul des doses. Ces applications incluent souvent des fonctionnalités pour calculer les doses en fonction du poids, des intervalles de temps et d'autres variables pertinentes. Beaucoup d'entre elles sont également adaptées à des domaines spécifiques, tels que la pédiatrie ou l'oncologie.

3. **Calculatrices Médicales en Ligne** : Des sites web dédiés offrent des calculateurs pour aider dans le calcul des doses, le suivi de la fonction rénale, le calcul de l'IMC et bien d'autres fonctions. Ces outils en ligne sont souvent utilisés pour obtenir un deuxième avis ou vérifier rapidement des calculs.

4. **Systèmes de Prescription Électronique** : Ces systèmes sont des logiciels intégrés dans les hôpitaux ou les établissements de santé pour aider les médecins à prescrire des médicaments. Ils incluent souvent des alertes qui avertissent les médecins en cas d'interactions pharmacologiques potentielles, de doses excessives ou d'autres préoccupations liées à la sécurité.

5. **Bases de Données Pharmaceutiques Numériques** : Accessibles via des ordinateurs ou des appareils mobiles, ces bases de données fournissent des informations à jour sur les médicaments, y compris les doses recommandées, les effets secondaires, les interactions et d'autres informations pertinentes. Ces outils sont essentiels pour s'assurer que les décisions thérapeutiques sont basées sur les informations les plus récentes et précises disponibles.

6. **Technologies de Simulation** : Principalement utilisées à des fins de formation, ces technologies permettent aux professionnels de la santé de s'entraîner au calcul des doses et à l'administration de médicaments dans un environnement virtuel, réduisant ainsi le risque d'erreurs en pratique réelle.

7. **Dispositifs Portables de Balayage** : Ces dispositifs peuvent être utilisés pour scanner les codes-barres sur les médicaments, garantissant que le bon médicament est administré au bon patient, au bon moment et à la bonne dose.

8. **Intelligence Artificielle et Apprentissage Automatique** : Bien qu'ils en soient encore à leurs débuts dans le domaine médical, ces outils ont le potentiel de révolutionner la manière dont les médecins prennent des décisions, en analysant d'énormes quantités de données pour

fournir des suggestions sur les doses, les diagnostics et les traitements.

9. En conclusion, bien que les outils technologiques offrent d'énormes avantages en termes de précision, d'efficacité et de sécurité, il est essentiel que les professionnels de la santé reçoivent une formation adéquate sur l'utilisation de ces outils et qu'ils maintiennent une approche critique, en se fiant toujours à leur jugement clinique et à leur expérience en plus des informations fournies par la technologie.

10. La technologie a imprégné tous les aspects de la médecine moderne, et le calcul des doses ne fait pas exception. Poursuivant notre discussion précédente sur les outils technologiques disponibles pour aider dans le calcul des doses, il est essentiel de souligner que ces outils ne sont pas seulement fonctionnels en termes de précision, mais aussi en ce qui concerne la sécurité du patient.

11. **Systèmes de Surveillance Intégrés** : Certains dispositifs médicaux, tels que les pompes à perfusion, sont maintenant équipés de systèmes intégrés qui surveillent la quantité de médicament administré et peuvent envoyer des alertes en cas de variation par rapport à la dose prescrite. Ces systèmes peuvent également se connecter aux dossiers électroniques des patients pour assurer une traçabilité complète.

12. **Réseaux de Rétroaction entre Professionnels** : Certaines plates-formes technologiques encouragent les médecins à partager leurs expériences et les leçons apprises en ce qui concerne le calcul des doses. Ces plateformes en ligne fonctionnent comme des forums où les professionnels peuvent discuter de cas spécifiques, partager des conseils et des solutions à des défis communs.

13. **Dispositifs Portables et Télémédecine** : Avec l'avancement de la technologie portable, il existe désormais des dispositifs capables de surveiller en permanence divers paramètres du patient, tels que la fréquence cardiaque, la pression artérielle et les taux de glucose. Ces données peuvent être utilisées pour ajuster en temps réel les doses de certains médicaments, en particulier chez les patients atteints de maladies chroniques.

14. **Formation par Réalité Virtuelle** : La réalité virtuelle (RV) devient un outil précieux dans la formation médicale. Grâce à la simulation en RV, les médecins peuvent "pratiquer" le calcul des doses et l'administration de médicaments dans un environnement sûr, leur permettant de commettre des erreurs et d'apprendre d'elles sans mettre en danger de vrais patients.

15. **Algorithmes Prédictifs** : Avec l'évolution de l'intelligence artificielle, des algorithmes capables

de prédire les besoins spécifiques des patients en termes de dosage sont en développement. Ces algorithmes utilisent des données historiques, la littérature médicale et des informations sur le patient pour faire des prévisions précises.

16. **Interface Utilisateur et Conception** : Bien que cela puisse sembler accessoire, la conception de l'interface utilisateur des outils technologiques joue un rôle crucial. Une conception intuitive et facile à utiliser peut réduire considérablement les erreurs et augmenter l'efficacité, en particulier dans des situations stressantes.

17. Mises à Jour et Maintenance : Les outils technologiques ne sont pas statiques. Avec l'avancée de la recherche et des connaissances, ces outils sont constamment mis à jour pour offrir des fonctionnalités améliorées. Il est essentiel que les professionnels de la santé soient conscients de ces mises à jour et reçoivent une formation continue.

18. Cybersécurité : Avec la croissance de la numérisation, la sécurité des données devient essentielle. La protection des informations des patients et la garantie que les outils technologiques ne puissent pas être compromis sont des aspects vitaux.

Enfin, il est essentiel de comprendre que, bien que les outils technologiques puissent offrir une gamme étendue d'avantages, ils ne remplacent pas la compétence, l'expérience et le jugement des professionnels de la santé. La technologie devrait être considérée comme un complément, et non comme un substitut, aux compétences cliniques et au discernement.

Interconnectivité des Systèmes : À une époque où les informations circulent à une vitesse incroyable, l'interopérabilité entre différentes plates-formes et logiciels est cruciale. Par exemple, une application mobile aidant au calcul des doses devrait pouvoir communiquer facilement avec un système de dossier électronique pour garantir que les informations sur le patient restent toujours à jour et précises. Cette connexion transparente entre les appareils peut contribuer à éviter les erreurs dues à des informations obsolètes ou incorrectes.

Adaptabilité à l'Utilisateur : Chaque professionnel de la santé a sa propre manière de travailler et son niveau de familiarité avec la technologie. Les outils technologiques devraient donc être conçus pour être intuitifs et adaptables aux besoins individuels. La personnalisation des interfaces, des notifications et des fonctionnalités peut jouer un rôle essentiel dans l'efficacité de ces outils.

Feedback en Temps Réel : L'un des aspects les plus révolutionnaires des outils technologiques modernes est leur capacité à fournir un feedback en temps réel. Par exemple, une application de calcul de doses pourrait immédiatement avertir l'utilisateur si la dose entrée est en dehors des limites recommandées, contribuant ainsi à prévenir d'éventuelles erreurs avant qu'elles ne se produisent.

Intégration avec la Formation Continue : La formation est un élément central en médecine. Avec l'évolution de la technologie, il est possible que les outils de calcul de doses offrent également des modules de formation, des tutoriels ou des simulations pour aider les professionnels de la santé à maintenir et à améliorer leurs compétences.

Support Multilingue : Dans un monde globalisé, il n'est pas rare que les professionnels de la santé travaillent dans des environnements multilingues. Les outils technologiques devraient donc offrir un support dans différentes langues, garantissant que les informations restent compréhensibles, quelle que soit la langue maternelle de l'utilisateur.

Connectivité et Cloud Computing : La capacité d'accéder aux informations depuis n'importe quel appareil et n'importe où est essentielle. Les outils basés sur le cloud permettent aux professionnels de la santé de synchroniser les données entre différents appareils, garantissant que les informations restent toujours à jour et accessibles.

Évaluations et Retours entre Pairs : À une époque où les avis en ligne sont cruciaux pour le choix d'un produit ou d'un service, pouvoir compter sur des évaluations et des retours d'autres professionnels du secteur peut aider à sélectionner les outils les plus fiables et efficaces.

La combinaison de ces éléments, ainsi que l'évolution continue de la technologie, rend le paysage des outils technologiques dans le domaine du calcul de doses extrêmement dynamique. Cependant, il est toujours important de se rappeler que la technologie est un outil au service du professionnel de la santé, et non l'inverse. La sécurité et le bien-être du patient doivent toujours être prioritaires.

La révolution technologique a profondément influencé le secteur de la santé, offrant des solutions innovantes visant à améliorer la sécurité, l'efficacité et la précision dans divers domaines de la pratique. En particulier, dans le contexte du calcul de doses, les outils technologiques représentent une ressource inestimable pour les professionnels de la santé, leur permettant d'assurer des doses précises, de minimiser les erreurs et de garantir la sécurité du patient.

Interopérabilité des Systèmes : L'interopérabilité entre les systèmes est l'une des caractéristiques clés de cette nouvelle vague d'outils numériques. La capacité d'intégrer et d'échanger des données entre différentes plateformes et applications peut garantir une continuité des soins aux patients et une plus grande cohérence dans les décisions thérapeutiques. Cette intégration peut également réduire le risque d'erreurs dues à des informations manquantes ou incohérentes.

Adaptabilité aux Besoins des Professionnels de la Santé : La personnalisation des interfaces, des paramètres et des fonctionnalités assure que les outils sont intuitifs et faciles à utiliser, réduisant davantage la probabilité d'erreurs et améliorant l'efficacité opérationnelle.

Feedback en Temps Réel : Le feedback en temps réel, fourni par de nombreuses applications modernes, agit comme un niveau de contrôle supplémentaire, signalant les problèmes potentiels ou les incohérences avant qu'ils ne se traduisent en erreurs cliniques. Ce type de feedback immédiat améliore non seulement la sécurité du patient, mais renforce également la confiance de l'opérateur de santé dans la technologie qu'il utilise.

Formation Continue : La formation continue est un pilier de la médecine, et les outils technologiques peuvent servir de plateformes d'apprentissage, offrant des tutoriels, des simulations et des modules de formation pour maintenir les professionnels de la santé au fait des dernières bonnes pratiques.

Connectivité et Accès depuis N'importe Où : La capacité d'accéder aux informations depuis n'importe quel endroit et appareil offre une flexibilité sans précédent, permettant aux professionnels de réagir rapidement en cas d'urgence ou de consulter des données et informations vitales au besoin.

Évaluations et Retours entre Pairs : À une époque où les avis en ligne sont cruciaux pour le choix d'un produit ou d'un service, pouvoir compter sur des évaluations et des retours d'autres professionnels du secteur peut aider à sélectionner les outils les plus fiables et efficaces. En conclusion, alors que la technologie continue de progresser et d'offrir des solutions innovantes, il est essentiel que les professionnels de la santé restent au cœur du processus décisionnel, en utilisant les outils technologiques comme un moyen d'améliorer les soins aux patients, plutôt que comme une fin en soi. La combinaison d'une formation adéquate, de feedback en temps réel et de solutions personnalisées peut contribuer à garantir que la technologie soit utilisée à son plein potentiel, tout en assurant en permanence la sécurité et le bien-être du patient.

17. Lois et Réglementations • Réglementations sur la Sécurité et l'Administration des Médicaments

Le domaine de la médecine, en particulier l'administration de médicaments, est étroitement réglementé par une série de lois et de réglementations visant à garantir la sécurité du patient et à établir des normes élevées de pratique clinique. La compréhension et le respect de ces lois et réglementations sont essentiels pour tous les professionnels de la santé impliqués dans la prescription, l'administration et la surveillance des médicaments.

Sources Réglementaires : Il existe de nombreuses sources de réglementation, allant des lois nationales aux codes de conduite professionnelle et aux lignes directrices des organisations. Par exemple, dans de nombreux pays, il existe des agences de réglementation nationales responsables des médicaments et des dispositifs médicaux, telles que la FDA aux États-Unis ou l'EMA en Europe. Ces agences ont pour mission d'évaluer et d'approuver de nouveaux médicaments, ainsi que de surveiller la sécurité des médicaments une fois sur le marché.

Sécurité du Patient : Au cœur de toutes les lois et réglementations se trouve la sécurité du patient. Cela inclut garantir que les médicaments sont administrés à la bonne dose, au bon patient, au bon moment et par la bonne voie. De nombreuses erreurs médicamenteuses peuvent être évitées grâce à des systèmes de contrôle et à des protocoles normalisés.

Formation et Qualifications : Les lois établissent souvent des exigences minimales de formation et de qualification pour ceux qui administrent des médicaments. Cela peut inclure la nécessité de licences, de certifications ou de formation continue. Ces exigences garantissent que ceux qui administrent des médicaments ont les compétences nécessaires pour le faire en toute sécurité.

Stockage et Élimination : Les réglementations dictent souvent comment les médicaments doivent être stockés et éliminés. Cela peut inclure des exigences spécifiques pour le stockage au froid, la sécurité des médicaments contrôlés ou l'élimination des médicaments périmés.

Documentation et Enregistrement : Tenir des dossiers précis est un élément clé de l'administration de médicaments. Cela aide à suivre quels médicaments ont été donnés, à quelles doses et quand. De plus, la documentation peut jouer un rôle crucial en cas de litiges potentiels ou d'enquêtes.

Responsabilité et Recours : Les lois établissent également les responsabilités des professionnels de la santé et offrent des mécanismes de recours pour les patients en cas d'erreurs ou de négligences. Cela peut inclure des poursuites potentielles, des enquêtes et des sanctions.

Évolution et Mises à Jour : Il est important de noter que les lois et les réglementations évoluent en permanence. De nouvelles découvertes scientifiques, des changements dans le paysage clinique ou des événements indésirables peuvent entraîner des modifications des réglementations existantes ou l'introduction de nouvelles. Par conséquent, les professionnels de la santé doivent rester informés des dernières évolutions et veiller à se conformer aux réglementations en vigueur.

Interactions avec d'Autres Lois : Souvent, les lois relatives à l'administration de médicaments interagissent ou se chevauchent avec d'autres réglementations dans le domaine de la santé. Par exemple, les lois sur la confidentialité des patients peuvent avoir des implications sur la manière dont les informations sur les médicaments sont enregistrées, partagées et archivées. La compréhension de la manière dont ces lois interagissent est essentielle pour éviter toute violation.

Normes Internationales : Avec la mondialisation croissante dans le domaine de la santé, il existe de nombreuses occasions où les pratiques et les réglementations d'un pays peuvent influencer ou être influencées par les normes internationales. Des organisations telles que l'Organisation mondiale de la santé (OMS) peuvent établir des directives qui, bien qu'elles ne soient pas contraignantes, ont souvent une influence sur les politiques nationales.

Rôle des Parties Prenantes : Outre les régulateurs officiels, de nombreuses parties prenantes jouent un rôle dans l'élaboration des lois et réglementations. Il peut s'agir d'associations professionnelles, de groupes de patients, de fabricants de médicaments et d'autres organisations non gouvernementales. Ces groupes fournissent souvent des contributions, effectuent des recherches et influencent l'opinion publique sur des questions liées à l'utilisation des médicaments.

Médicaments Expérimentaux : Un domaine particulièrement délicat de la réglementation concerne l'utilisation de médicaments expérimentaux ou non encore approuvés. Ceux-ci peuvent être utilisés dans le cadre d'essais cliniques ou dans des circonstances exceptionnelles, mais il existe des réglementations strictes sur la manière dont ils doivent être administrés, surveillés et signalés.

Impact sur la Recherche : Les lois peuvent également influencer la recherche clinique. Par exemple, les exigences relatives aux tests de nouveaux médicaments ou à la déclaration des effets secondaires peuvent influencer la manière dont les études sont menées et comment les résultats sont rapportés.

Éducation et Conformité : La formation continue et le perfectionnement professionnel sont essentiels dans un domaine où les lois et les pratiques peuvent évoluer rapidement. Les établissements de santé et les organisations professionnelles proposent souvent des cours, des séminaires et d'autres ressources pour aider les médecins et les professionnels de la santé à rester informés.

Audit et Surveillance : La conformité aux lois et aux réglementations n'est pas seulement une responsabilité passive. Souvent, il existe des mécanismes actifs d'audit et de surveillance pour s'assurer que les pratiques cliniques respectent les normes requises. Cela peut inclure des contrôles internes, des inspections par des agences externes ou des examens par des organismes d'accréditation.

Conséquences de la Non-Conformité : La violation des lois et des réglementations peut avoir de graves conséquences, tant sur le plan juridique que professionnel. Outre les sanctions potentielles sur le plan pénal ou civil, les professionnels de la santé peuvent faire l'objet de mesures disciplinaires, de perte de licences ou de certifications, ainsi que de préjudices à leur réputation professionnelle.

Bien que les lois et les réglementations puissent parfois sembler lourdes ou complexes, il est essentiel de se rappeler qu'elles constituent un outil essentiel pour garantir que les patients reçoivent des soins sûrs et efficaces. Avoir une compréhension approfondie de ces réglementations et s'engager activement à s'y conformer fait partie intégrante de la responsabilité d'un professionnel de la santé.

Conclusion : En conclusion, les lois et réglementations relatives à la sécurité et à l'administration des médicaments sont essentielles pour garantir que les patients reçoivent des traitements sûrs, efficaces et de haute qualité. Ces réglementations constituent un cadre au sein duquel les pratiques médicales doivent fonctionner et ont des implications profondes sur différents aspects des soins de santé, de la recherche clinique à la pratique quotidienne.

Influence Internationale et Engagement : Le paysage législatif de ce secteur est influencé par de multiples facteurs. Les décisions au niveau national peuvent être influencées par les normes et les recommandations d'organisations internationales telles que l'Organisation mondiale de la santé. Cependant, la conformité à ces réglementations n'est pas simplement une question de respect des exigences minimales. Cela démontre l'engagement d'un professionnel de la santé ou d'une institution envers la protection des patients et l'excellence dans la pratique médicale.

Conséquences de la Non-Conformité : Les violations des réglementations peuvent entraîner de graves conséquences, tant sur le plan légal que professionnel. Cela peut inclure des sanctions pénales, des mesures disciplinaires et, dans certains cas, la révocation de la licence médicale. Par conséquent, il est essentiel que les professionnels de la santé soient correctement formés et tenus informés des lois et réglementations en vigueur.

Collaboration des Parties Prenantes : De plus, l'interaction et la collaboration entre différents acteurs du domaine de la médecine et de la pharmacologie sont également essentielles. Cela peut inclure des organisations professionnelles, des groupes de patients, des entreprises pharmaceutiques et de nombreuses autres entités. Leur collaboration et leurs contributions sont cruciales pour élaborer des réglementations à la fois pratiquement réalisables et optimales pour garantir la sécurité des patients.

En Résumé : Les lois et réglementations sur l'administration des médicaments sont une composante clé du système de santé. Elles fournissent des orientations et une structure qui, lorsqu'elles sont correctement suivies, garantiront que les patients reçoivent des soins de haute qualité, tout en protégeant les professionnels de la santé contre d'éventuelles complications légales ou éthiques. Comme dans toutes les professions, la clé réside dans la formation continue, la conscience et un engagement constant envers l'excellence et l'éthique professionnelle.

18. Conseils pour Étudier et Mémoriser • Techniques et astuces pour maintenir des informations fraîches

Étudier et mémoriser des informations, en particulier dans un domaine vaste et complexe comme la médecine, peut représenter un défi. Heureusement, il existe plusieurs stratégies basées sur des principes psychologiques et neuroscientifiques qui peuvent aider à optimiser le processus d'apprentissage. Voici quelques techniques et conseils pour maintenir des informations fraîches et facilement accessibles :

1. **Répétition Espacée** : Au lieu de réviser le même sujet plusieurs fois au cours d'une seule session (bourrage de crâne), il est plus efficace de répartir les sessions d'étude dans le temps. Cela s'explique par le fait que la répétition espacée aide à consolider les informations dans la mémoire à long terme.

2. **Technique Pomodoro** : Cette technique implique l'utilisation de séquences d'étude de 25

minutes (appelées "pomodori") suivies de pauses de 5 minutes. Après quatre "pomodori", une pause plus longue de 15 à 30 minutes est prise.

3. **Association Visuelle** : Créer une histoire ou une image mentale liée à l'information peut aider à mieux s'en souvenir. Plus l'image est vive et inhabituelle, plus les chances de s'en rappeler sont élevées.

4. **Mnémotechniques** : Ce sont des techniques utilisant de petits trucs ou astuces verbales pour mémoriser des listes ou des informations complexes.

5. **Auto-évaluation** : Se tester sur ce que l'on vient d'étudier peut renforcer la mémoire et aider à identifier les domaines nécessitant une attention supplémentaire.

6. **Étude en Groupe** : Discuter et enseigner des informations à d'autres peut aider à clarifier et à consolider sa propre compréhension.

7. **Repos et Sommeil** : Le sommeil joue un rôle crucial dans la consolidation de la mémoire. Il est essentiel d'avoir un sommeil adéquat pour un apprentissage efficace.

8. **Environnement d'Étude** : Maintenir un environnement d'étude propre, organisé et exempt de distractions. Écouter de la musique légère ou du bruit blanc peut aider certaines personnes à se concentrer.

9. **Alimentation et Hydratation** : Boire de l'eau et manger des aliments nutritifs peut améliorer la concentration et l'efficacité de l'étude. Évitez l'excès de caféine ou de sucre.

10. **Exercice Physique** : L'activité physique régulière peut stimuler le cerveau, améliorer la mémoire et la concentration.

11. **Cartes Conceptuelles** : Créer des diagrammes ou des cartes qui relient des concepts apparentés peut aider à visualiser les connexions et à mieux comprendre l'information.

12. **Technique Feynman** : Cette technique, développée par le célèbre physicien Richard Feynman, consiste à expliquer un concept en termes simples, comme si l'on enseignait à un enfant, pour s'assurer de bien le comprendre.

13. **Applications et Technologie** : Utilisez des applications comme Anki, Quizlet ou d'autres plates-formes de cartes mémoire numériques pour réviser et tester vos connaissances.

14. **Pause et Détente** : Prenez des pauses et détendez-vous entre les sessions d'étude pour rafraîchir votre esprit et votre corps.

Il est important de se rappeler que toutes les techniques ne fonctionnent pas de la même manière pour tout le monde, il est donc recommandé d'expérimenter différentes stratégies et de trouver celles qui fonctionnent le mieux pour vous. La clé est la constance, l'engagement et une approche active et réfléchie de l'apprentissage. Avec le temps et la pratique, vous pouvez affiner vos compétences d'étude et améliorer considérablement votre capacité à mémoriser et à rappeler des informations.

Assurer la Fraîcheur des Informations Apprises : S'assurer que les informations apprises restent fraîches et accessibles nécessite une approche multifactorielle. Outre les techniques déjà discutées, il existe de nombreuses autres méthodes et astuces qui peuvent être adoptées pour améliorer la mémorisation et la rétention des informations.

Intégration Multisensorielle : Incorporer plusieurs sens lors de l'étude peut améliorer la mémorisation. Par exemple, lire à voix haute, écrire des notes à la main ou utiliser des couleurs vives pour surligner peut aider à impliquer davantage de zones du cerveau et renforcer les souvenirs.

Approche Graduelle : Au lieu de tenter d'assimiler de grandes quantités d'informations en une seule fois, essayez d'apprendre progressivement. Cette approche étape par étape peut rendre l'apprentissage moins écrasant et plus gérable.

Connexions Réelles : Relier de nouvelles informations à quelque chose que vous connaissez déjà ou à des expériences personnelles peut créer un "pont" dans votre mémoire, facilitant le rappel des nouveaux concepts.

Pause Stratégique : Faire une courte pause après avoir appris quelque chose de nouveau peut aider le cerveau à consolider les informations. Cette période de "défragmentation" peut faire une grande différence dans la rétention des informations.

Jeux et Activités de Mémorisation : Il existe de nombreuses applications et jeux conçus pour entraîner la mémoire. Des défis tels que les mots croisés, le sudoku ou des jeux comme Lumosity peuvent être utiles pour maintenir un cerveau agile.

Méthode des Histoires : Créer une histoire ou une anecdote basée sur ce que vous essayez de retenir peut rendre l'information plus intéressante et donc plus mémorable.

Apprentissage Axé sur les Problèmes : Cette approche pédagogique met les élèves dans la position de résoudre des problèmes ou des cas réels, souvent en groupe. Cela contribue à rendre l'apprentissage plus appliqué et pertinent.

Méditation et Pleine Conscience : Des pratiques telles que la méditation peuvent améliorer la concentration, la conscience et la mémoire. Même quelques minutes par jour peuvent faire la différence.

Environnements Variés : Changer fréquemment l'environnement d'étude peut aider à renforcer la mémoire. Cela s'explique par le fait que le cerveau associe l'information à l'environnement environnant, et avoir diverses "scènes" peut rendre l'information plus saillante.

Exercices de Respiration : Les techniques de respiration profonde peuvent améliorer la concentration et l'oxygénation du cerveau, facilitant ainsi l'apprentissage.

Défis et Objectifs : Établir des objectifs clairs et mesurables et se mettre au défi de les atteindre peut servir de motivation et renforcer l'investissement dans l'apprentissage. Rappelez-vous toujours que chaque individu a son propre style d'apprentissage et ce qui fonctionne pour une personne peut ne pas fonctionner pour une autre. La clé est l'exploration et l'expérimentation pour trouver la combinaison correcte de techniques et de méthodes qui fonctionnent le mieux pour vous. Le chemin vers une mémoire efficace et durable n'est pas linéaire et varie d'une personne à l'autre. En plus des méthodes mentionnées précédemment, il existe d'autres tactiques et stratégies qui peuvent optimiser la capacité d'un individu à se souvenir et à appliquer ce qu'il a appris :

Cartes Mentales : Cette technique, développée par Tony Buzan, repose sur la création de diagrammes représentant des idées, des mots et des concepts en relation les uns avec les autres. Créer une carte mentale peut aider à visualiser et à structurer les informations dans un format plus digestible.

Association : Associer de nouvelles informations à des images, des sons ou des concepts familiers peut faciliter la mémorisation. Par exemple, si vous essayez de vous rappeler un terme compliqué, vous pourriez l'associer à un mot ou une image similaire que vous connaissez déjà.

Technique des Lieux : Cette ancienne technique de mémorisation consiste à associer des informations à des endroits spécifiques dans un lieu familier, comme les pièces de votre maison. Lorsque vous voulez rappeler les informations, il vous suffit de "parcourir" mentalement le lieu et de "recueillir" les informations de chaque endroit.

Répétition Espacée : Étudier des informations à intervalles réguliers, au lieu d'essayer de tout mémoriser en une seule fois (cramming), peut améliorer considérablement la rétention. Cette technique exploite l'effet d'espacement.

Groupes d'Étude : Travailler avec d'autres peut offrir différentes perspectives et méthodes de mémorisation. Expliquer un concept à quelqu'un d'autre peut également vous aider à mieux le comprendre et à le graver dans votre mémoire.

Bien Dormir : Le sommeil joue un rôle crucial dans la consolidation de la mémoire. Assurez-vous d'avoir une bonne qualité de sommeil et de dormir suffisamment, car cela peut avoir un impact significatif sur votre capacité à mémoriser des informations.

Techniques de Relaxation : Réduire le stress et l'anxiété peut aider à améliorer la mémoire. Des techniques telles que le yoga, le tai-chi ou la respiration profonde peuvent aider à calmer l'esprit et à améliorer la rétention des informations.

Nutrition : Une alimentation équilibrée comprenant des aliments tels que des noix, des poissons riches en oméga-3, des fruits et des légumes peut soutenir la fonction cérébrale et, par conséquent, la mémoire.

Exercice Physique : L'activité physique régulière peut améliorer la circulation sanguine dans le cerveau, renforçant ainsi la mémoire et d'autres fonctions cognitives.

Maintenir une Mentalité Ouverte : Être curieux et avoir une mentalité ouverte peut vous rendre plus réceptif aux informations. La curiosité est un puissant moteur d'apprentissage et peut rendre l'information plus intéressante et pertinente.

Réduire les Distractions : Trouver un environnement d'étude calme, exempt de distractions telles que la télévision, les téléphones portables ou les bruits de fond, peut vous aider à vous concentrer davantage sur le matériel d'étude.

Rituels : Établir des rituels, comme écouter de la musique spécifique pendant l'étude, peut créer une association entre cette musique et l'apprentissage, facilitant la mémorisation.

Il est essentiel de reconnaître que toutes les techniques ne fonctionneront pas pour tout le monde. Personnaliser votre propre méthode d'étude et adapter les techniques à vos besoins est essentiel pour maximiser l'efficacité de l'apprentissage.

L'art de mémoriser et d'étudier efficacement est un domaine complexe qui a des racines à la fois dans la science et dans l'expérience individuelle. La capacité de retenir et de rappeler des informations ne dépend pas seulement de ce qui est lu ou entendu, mais aussi de la manière dont ces informations sont traitées, organisées et, en fin de compte, révisées.

Tout d'abord, il est essentiel de comprendre que chaque individu a son propre style d'apprentissage. Certains peuvent bénéficier de méthodes visuelles, tandis que d'autres peuvent trouver plus utile l'approche auditive ou kinesthésique. Connaître et exploiter votre style d'apprentissage optimal est la première étape pour une mémorisation efficace.

Les techniques d'étude mentionnées, telles que les cartes mentales, la répétition espacée ou l'association, ne sont pas simplement des stratégies à adopter mécaniquement, mais plutôt des outils à intégrer dans une approche holistique de l'apprentissage. Cela signifie prendre en considération non seulement ce que vous étudiez, mais aussi comment, quand et où vous étudiez.

Par exemple, la recherche a démontré l'importance du contexte dans l'étude. Si vous étudiez dans un environnement similaire à celui dans lequel vous devrez récupérer les informations (par exemple, lors d'un examen), votre mémoire pourrait en bénéficier. De même, maintenir la cohérence dans les habitudes, telles que l'heure et le lieu d'étude, peut renforcer davantage le processus de mémorisation.

La nutrition et l'activité physique, souvent négligées, jouent un rôle crucial dans l'apprentissage. Un cerveau bien nourri et oxygéné fonctionne mieux, ce qui se traduit par une meilleure rétention des informations. De plus, le sommeil, en plus d'être un réparateur physique, est essentiel pour la consolidation de la mémoire. Pendant le sommeil, le cerveau traite et organise les informations acquises, les rendant ainsi plus facilement accessibles ultérieurement.

Enfin, bien que la technologie offre des outils précieux pour soutenir l'apprentissage, elle est également l'une des principales sources de distraction. C'est pourquoi il est essentiel d'apprendre à gérer et à limiter ces distractions pour garantir des sessions d'étude productives.

En conclusion, étudier et mémoriser efficacement est une compétence qui se développe avec le temps et nécessite une profonde introspection et adaptabilité. Il ne s'agit pas seulement de quantité (combien d'heures vous étudiez), mais de qualité. Mettre en œuvre des stratégies efficaces, rester à jour sur les dernières recherches en éducation, et surtout, adopter une approche holistique de l'apprentissage peuvent faire la différence entre une information oubliée et solidement ancrée dans la mémoire à long terme.

19. Test de l'évaluation • Quiz et exercices pour tester votre compréhension.

Alors que les méthodes d'étude sont essentielles pour acquérir des connaissances, les tests d'évaluation représentent des outils essentiels pour comprendre la profondeur et la solidité de ces connaissances. Passer régulièrement des tests peut aider à identifier les lacunes dans la compréhension, renforcer la mémoire et accroître la confiance en ses propres capacités. Explorons comment les tests d'évaluation, en particulier les quiz et les exercices, peuvent être utilisés comme des outils efficaces dans l'apprentissage.

1. **Types de tests** : Il existe différents types de tests, chacun ayant un objectif différent. Les quiz à choix multiples sont excellents pour évaluer la capacité de reconnaissance des informations. Les questions ouvertes, en revanche, testent la capacité à récupérer et à articuler des informations sans indices. Les tests pratiques ou les simulations peuvent évaluer la compétence dans des situations réelles.

2. **Feedback immédiat** : Un avantage des quiz en ligne est la possibilité de recevoir un feedback immédiat. Cela permet d'identifier et de corriger immédiatement d'éventuelles erreurs, consolidant ainsi l'apprentissage.

3. **Efficacité de la récupération** : La pratique de la récupération, c'est-à-dire la tentative de rappeler des informations de la mémoire, est l'une des techniques d'étude les plus efficaces. Les quiz et les exercices obligent les étudiants à récupérer des informations, renforçant ainsi les

connexions neuronales et rendant plus probable le rappel de ces informations à l'avenir.

4. **Identification des lacunes** : Grâce aux tests, les étudiants peuvent identifier les domaines de faiblesse dans leurs connaissances. Cela permet de se concentrer sur ces domaines lors des sessions d'étude, garantissant un apprentissage plus complet.

5. **Simulation de conditions réelles** : Passer des quiz et des exercices dans des conditions similaires à un véritable examen peut aider à réduire l'anxiété liée aux tests et à améliorer les performances lors d'une évaluation réelle.

6. **Amélioration continue** : En plus d'identifier les lacunes dans les connaissances, les tests d'évaluation peuvent également être utilisés comme point de référence pour suivre les progrès au fil du temps. Grâce à des tests répétés sur un sujet, il est possible de voir comment la compréhension et la mémoire s'améliorent, offrant ainsi un retour d'information motivant.

7. **Encouragement de la métacognition** : La métacognition fait référence à la « réflexion sur l'apprentissage ». Affronter des questions de test difficiles peut stimuler la réflexion sur la manière dont on apprend, quelles sont les stratégies

d'étude les plus efficaces et comment on peut s'améliorer à l'avenir.

8. **Diversité des questions** : Un bon test d'évaluation comportera une variété de questions couvrant différents aspects du sujet. Cela garantit que la compréhension est complète et ne se limite pas à une zone particulière.

9. **Outils en ligne** : Il existe de nombreuses plateformes en ligne qui permettent aux étudiants de créer, de partager et de passer des quiz sur divers sujets. Ces outils peuvent être particulièrement utiles pour l'apprentissage à distance ou l'auto-évaluation.

En conclusion, les tests d'évaluation, en particulier les quiz et les exercices, sont des outils inestimables dans le processus d'apprentissage. Non seulement ils aident à renforcer la mémoire et la compréhension, mais ils offrent également un retour d'information précieux qui peut guider les futures sessions d'étude. Utilisés correctement, ils peuvent se transformer de sources de stress en de puissants alliés pour acquérir et consolider des connaissances.

Les tests d'évaluation sont essentiels dans l'éducation et la formation pour de nombreuses raisons. En plus d'aider les étudiants à mesurer ce qu'ils ont appris, ils offrent également aux enseignants la possibilité de comprendre à quel point leur enseignement a été efficace. Mais au-delà de ces objectifs primaires, il y a beaucoup plus à découvrir sur l'importance et l'efficacité des tests d'évaluation.

Approfondissement et application des connaissances : Lorsque les étudiants savent qu'ils auront un test ou un quiz, ils ont tendance à étudier plus en profondeur. Cela s'explique par le fait que la perspective d'être testé pousse les étudiants à ne pas se contenter d'une compréhension superficielle, mais à chercher à appliquer et à relier les informations apprises. Ce type d'étude produit un apprentissage plus durable et significatif.

Développement des compétences de pensée critique : De nombreux tests, en particulier ceux comportant des questions ouvertes ou des études de cas, exigent que les étudiants appliquent leurs connaissances à de nouvelles situations ou à des situations complexes. Cela peut stimuler et développer les compétences de pensée critique, car les étudiants doivent évaluer, analyser et synthétiser des informations au lieu de se contenter de mémoriser.

Promotion de la responsabilité : Le fait de savoir qu'il y aura un test peut motiver les étudiants à assumer la responsabilité de leur propre apprentissage. Au lieu de s'appuyer uniquement sur l'enseignant ou sur des ressources externes, les étudiants apprennent à évaluer leurs propres compétences et à reconnaître où ils ont besoin d'étudier davantage ou de clarifications.

Adaptation aux différentes modalités d'apprentissage : Les tests peuvent être structurés de nombreuses manières différentes : quiz à choix multiples, questions ouvertes, exercices pratiques, simulations, et bien d'autres. Cette variété peut prendre en compte les différentes modalités d'apprentissage des étudiants. Alors que certains peuvent exceller dans la réponse à des questions écrites, d'autres peuvent mieux montrer leur compréhension grâce à des exercices pratiques ou des simulations.

Renforcement de la Mémoire à Long Terme : La pratique de la récupération d'informations, déclenchée par les tests, peut renforcer la mémoire à long terme. Chaque fois qu'une information est rappelée de la mémoire, la trace de cette information dans le cerveau est renforcée. Ainsi, de manière paradoxale, être testé sur quelque chose peut en fait aider à se rappeler cette chose plus longtemps.

Amélioration de la Concentration et de l'Attention : Lorsque les étudiants se préparent pour un test, ils ont tendance à concentrer leur attention sur le sujet en question. Cela peut aider à réduire les distractions et à améliorer la profondeur de la compréhension.

Promotion de l'Apprentissage Collaboratif : Alors que de nombreux tests sont individuels, leur préparation peut souvent être une activité collaborative. Les étudiants peuvent étudier ensemble, se poser mutuellement des questions ou discuter de concepts complexes. Ce type d'apprentissage collaboratif peut renforcer la compréhension et offrir différents points de vue sur le même sujet.

En résumé, bien que les tests d'évaluation soient souvent considérés comme un moyen d'attribuer des notes ou d'évaluer les compétences, ils ont de nombreuses autres fonctions précieuses dans l'éducation. Ils offrent des opportunités d'apprentissage approfondi, de renforcement de la mémoire, de développement de la pensée critique et bien plus encore. Et, peut-être plus important encore, ils peuvent donner aux étudiants une compréhension claire de leur position dans leur parcours d'apprentissage et de là où ils doivent aller.

Au-delà des aspects pédagogiques des tests d'évaluation, il est tout aussi crucial d'examiner les différents formats et méthodes d'évaluation, ainsi que les implications psychologiques et leur rôle dans le monde numérique d'aujourd'hui.

Diversité des Formats de Test : Tous les tests ne sont pas créés de la même manière. En plus des quiz à choix multiples traditionnels, il existe des questions à réponse courte, des tests basés sur des projets, des présentations orales et des évaluations pratiques. Chaque format a ses propres avantages. Par exemple, tandis que les tests à choix multiples peuvent mesurer la capacité de reconnaissance de la réponse correcte parmi différentes options, les questions ouvertes peuvent évaluer la capacité de l'étudiant à s'exprimer et à présenter un argument.

Implications Psychologiques des Tests : Les étudiants réagissent de différentes manières aux tests. Alors que certains peuvent trouver l'évaluation stimulante et motivante, d'autres peuvent la trouver stressante ou source d'anxiété. Cela peut dépendre de plusieurs facteurs, notamment les expériences de test précédentes, la préparation, le style d'apprentissage et même la personnalité. Reconnaître l'anxiété liée aux tests et fournir des ressources pour aider les étudiants à la gérer est essentiel.

Rôle des Tests dans le Monde Numérique : Avec l'avènement des technologies, les tests en ligne sont devenus de plus en plus courants. Ils offrent plusieurs avantages, notamment la flexibilité en termes de temps et de lieu, l'évaluation automatisée et la restitution immédiate des résultats. Cependant, ils présentent également des défis, tels que garantir l'intégrité des tests dans un environnement non surveillé.

Feedback Continu : Un autre aspect crucial des tests est le feedback. Les tests ne devraient pas seulement servir à attribuer une note, mais aussi à fournir aux étudiants des informations sur leurs performances. Un feedback constructif peut aider les étudiants à identifier les domaines où ils doivent s'améliorer et à développer des stratégies pour combler leurs lacunes.

Adaptabilité des Tests : Dans certains environnements, les tests sont adaptatifs, ce qui signifie qu'ils s'adaptent au niveau de compétence de l'étudiant. Si un étudiant répond correctement à une question, la question suivante pourrait être plus difficile. Cela peut offrir une évaluation plus précise des compétences de l'étudiant.

Rôle des Tests dans la Formation Continue : Les tests ne sont pas uniquement destinés aux étudiants tout au long de leur parcours éducatif, mais de nombreuses professions nécessitent des évaluations continues, telles que les examens de certification ou le renouvellement de licences. Ces tests garantissent que les professionnels maintiennent leurs compétences à jour.

Intégration avec d'Autres Outils : Dans de nombreux environnements d'apprentissage modernes, les tests sont intégrés à d'autres outils, tels que les systèmes de gestion de l'apprentissage (LMS), les enregistrements de notes numériques et les plates-formes d'apprentissage personnalisé. Cette intégration peut offrir une vue plus complète des performances et de la progression de l'étudiant.

En effet, l'évaluation est un domaine complexe et en constante évolution, avec de nombreuses facettes à prendre en compte. Lorsqu'ils sont utilisés efficacement, les tests d'évaluation peuvent être un outil précieux non seulement pour mesurer, mais aussi pour améliorer l'apprentissage. Cependant, comme pour tout outil, il est essentiel de les utiliser avec soin et réflexion.

Types d'Évaluation : En plus de l'évaluation sommative traditionnelle, qui vise à vérifier les connaissances à la fin d'un module ou d'un cours, il existe l'évaluation formative. Celle-ci se déroule pendant le processus d'apprentissage et vise à fournir des retours immédiats aux étudiants pour les aider à identifier et corriger les lacunes dans leur apprentissage.

Intégration de la Technologie : Avec l'avènement de la numérisation, les tests peuvent désormais inclure des éléments multimédias tels que des vidéos, de l'audio ou des simulations interactives. Ces éléments peuvent enrichir l'expérience d'évaluation et rendre les tests plus proches de situations réelles ou applicatives.

Tests Adaptatifs : Comme mentionné précédemment, certains tests sont conçus pour s'adapter au niveau de compétence de l'étudiant. Ces tests adaptatifs peuvent être particulièrement utiles dans des environnements en ligne ou dans des situations où l'on souhaite obtenir efficacement une mesure précise des compétences d'un étudiant.

Évaluation entre Pairs : Une autre approche de l'évaluation implique l'utilisation des pairs. Dans l'évaluation entre pairs, les étudiants évaluent le travail de leurs camarades. Cela peut offrir une perspective différente et aider les étudiants à développer des compétences d'évaluation critique.

Évaluation Autonome : La capacité à s'auto-évaluer est essentielle au développement de l'autonomie et de la métacognition. Demander aux étudiants de réfléchir et d'évaluer leur propre travail peut offrir des informations précieuses et les aider à devenir des apprenants plus indépendants.

Défis dans la Création de Tests : La création d'un test équitable et valide peut être complexe. Les questions doivent être claires et exemptes d'ambiguïté. De plus, il est essentiel de s'assurer que le test est exempt de biais culturels ou linguistiques qui pourraient pénaliser injustement certains étudiants.

Respect de l'Éthique dans l'Évaluation : L'évaluation entraîne un certain nombre de responsabilités éthiques. Par exemple, les informations sur les étudiants doivent être traitées de manière confidentielle. De plus, il est essentiel de fournir des retours constructifs qui soient utiles et motivants, plutôt que démoralisants.

Rôle des Tests dans la Formation Continue : Comme mentionné précédemment, les tests ne se limitent pas au domaine éducatif. De nombreuses professions nécessitent des évaluations régulières pour s'assurer que les professionnels maintiennent et mettent à jour leurs compétences au fil du temps.

En résumé, l'évaluation est un domaine complexe avec de nombreuses facettes. Si elle est utilisée de manière appropriée, elle peut être un outil puissant pour renforcer l'apprentissage et orienter l'enseignement.

Tests d'Évaluation : Par leur nature même, les tests permettent de mettre en évidence le niveau de préparation d'un individu sur un sujet donné. Mais de multiples aspects et considérations émergent lorsqu'on approfondit le sujet.

Analyse des Données : Une fois qu'un test a été administré, les données recueillies peuvent être analysées pour identifier des tendances, des points forts et des domaines d'amélioration. L'analyse peut révéler si une question était trop difficile ou trop facile, ou si certaines questions ont trompé les étudiants. Ces données peuvent ensuite être utilisées pour améliorer le test à l'avenir ou pour modifier les stratégies d'enseignement.

Feedback Immédiat vs Feedback Différé : Alors que certains tests fournissent un feedback immédiat, permettant aux étudiants de connaître immédiatement leurs erreurs, d'autres retardent le feedback. Ce choix peut être fait pour diverses raisons, notamment pour donner aux étudiants l'occasion de réfléchir à leurs réponses ou pour éviter qu'ils ne partagent les questions et les réponses avec d'autres étudiants qui doivent encore passer le test.

Tests Standardisés vs Tests Personnalisés : Alors que les tests standardisés sont administrés à de grands groupes et sont conçus pour fournir une mesure cohérente, les tests personnalisés sont souvent créés par des enseignants individuels ou des institutions pour évaluer des objectifs d'apprentissage spécifiques. Ces derniers peuvent être adaptés pour refléter le programme d'études spécifique ou les besoins d'une classe particulière.

Importance de la Pratique : Une exposition régulière aux quiz et aux tests peut aider les étudiants à devenir plus à l'aise avec le format et à développer des stratégies efficaces pour les aborder. Cela est particulièrement vrai lorsqu'il s'agit de tests à enjeu élevé, tels que les examens d'État ou de certification.

Utilisation de Simulations : Dans certains domaines, comme la médecine ou l'ingénierie, un test traditionnel sur papier peut ne pas suffire. Les simulations, qui reproduisent des situations réelles, peuvent être utilisées pour évaluer la capacité des étudiants à appliquer leurs connaissances dans un contexte pratique.

Tests à Réponses Ouvertes vs Tests à Choix Multiples : Alors que les tests à choix multiples sont plus faciles à corriger et peuvent couvrir un large éventail de contenus en peu de temps, les tests à réponses ouvertes permettent aux étudiants d'exprimer leur pensée de manière plus détaillée. Ces derniers peuvent fournir des informations précieuses sur la profondeur de la compréhension de l'étudiant.

Risque de Tricherie : Avec l'avènement de la technologie et l'accès facilité à l'information, le risque de tricherie pendant les tests a augmenté. Cela nécessite des méthodes d'évaluation plus sophistiquées et des solutions anti-triche pour maintenir l'intégrité de l'évaluation.

Considérations Culturelles : Il est essentiel que les tests soient exempts de biais culturels. Une question qui pourrait être claire et directe dans une culture peut être ambiguë ou trompeuse dans une autre.

Coûts Associés : La création, l'administration et la correction des tests peuvent être coûteuses. Cela inclut non seulement les coûts financiers, mais aussi le temps consacré à la fois par les éducateurs et les étudiants.

Équilibre entre Évaluation et Apprentissage : Enfin, il est essentiel de trouver un équilibre entre le temps consacré à l'évaluation et celui consacré à l'apprentissage effectif. Bien que l'évaluation soit fondamentale, elle ne devrait jamais obscurcir l'objectif principal : l'apprentissage.

Ce ne sont que quelques-uns des aspects clés liés aux tests d'évaluation. Comme toujours, l'objectif final devrait être de garantir que l'évaluation soutienne et enrichisse le processus d'apprentissage.

Dans le vaste panorama des techniques d'évaluation, une série de considérations supplémentaires émergent lorsqu'on se concentre sur l'optimisation de l'apprentissage et l'amélioration de l'expérience de l'examinateur.

Adaptabilité des Tests : Certains tests, en particulier les tests numériques, peuvent s'adapter en temps réel aux réponses des étudiants. Si un étudiant répond correctement à une série de questions, le test pourrait proposer des questions plus difficiles, et vice versa. Ce type d'évaluation, appelé évaluation adaptative, vise à identifier précisément le niveau de compétence de l'étudiant, réduisant la frustration et l'anxiété.

Environnement de Test : L'environnement dans lequel se déroule un test peut avoir un impact significatif sur les performances de l'étudiant. Des facteurs tels que l'éclairage, le niveau de bruit, la température et la disposition des sièges peuvent influencer la concentration et le bien-être de l'étudiant. S'assurer que les étudiants sont physiquement à l'aise peut réduire les distractions et permettre une évaluation plus précise de leurs capacités.

Évaluation entre Pairs : Dans certains contextes, les étudiants peuvent être impliqués dans le processus d'évaluation en évaluant le travail de leurs pairs. Cela peut développer des compétences critiques et permettre une réflexion plus approfondie sur leurs propres capacités et celles des autres.

Répétition et Espacement : En psychologie, l'effet d'espacement suggère que les individus ont tendance à mieux se souvenir des informations si leur révision est espacée dans le temps plutôt que concentrée sur une courte période. Introduire des quiz ou des tests d'évaluation périodiquement au cours d'un cours peut aider à consolider l'apprentissage.

Évaluation Formative vs Sommative : Alors que l'évaluation sommative vise à évaluer ce qu'un étudiant a appris à la fin d'un module ou d'un cours, l'évaluation formative se déroule pendant le processus d'apprentissage et aide à façonner et à guider l'enseignement et l'apprentissage en cours. Les deux formes d'évaluation ont de la valeur, mais il est essentiel de reconnaître leurs différences et de les appliquer de manière appropriée.

Feedback Constructif : En plus de la simple correction des réponses, fournir un feedback constructif peut être fondamental pour l'apprentissage. Le feedback expliquant pourquoi une réponse est incorrecte et comment parvenir à la réponse correcte peut aider les étudiants à mieux comprendre le matériel et à éviter des erreurs futures.

Prévention de l'Anxiété de Test : De nombreux étudiants éprouvent de l'anxiété lorsqu'ils passent des tests ou des examens. Fournir des ressources et des stratégies pour gérer cette anxiété, telles que des techniques de respiration ou de visualisation, peut améliorer non seulement le bien-être de l'étudiant, mais aussi ses performances.

La Technologie et l'Intégrité des Tests : Comme mentionné précédemment, la technologie a facilité la tricherie des étudiants. Cependant, la technologie peut également être utilisée pour maintenir l'intégrité des tests. Par exemple, il existe des logiciels qui peuvent surveiller les étudiants pendant les tests en ligne, garantissant qu'ils ne consultent pas de ressources externes.

Implication des Étudiants dans la Création de Tests : Impliquer les étudiants dans la création de questions pour les quiz ou les tests peut être une stratégie d'apprentissage efficace. Cela peut les aider à réfléchir en profondeur sur le matériel et à identifier les domaines clés sur lesquels se concentrer.

L'évaluation, sous toutes ses formes, demeure un outil essentiel dans l'éducation. Cependant, pour garantir qu'elle serve effectivement l'apprentissage, il est essentiel de prendre en compte la vaste gamme de facteurs et de techniques qui influencent l'expérience d'évaluation.

Évaluation : L'évaluation est une composante fondamentale du processus éducatif. Elle fournit des retours à la fois aux étudiants et aux éducateurs, montrant quels concepts ont été compris et quelles zones nécessitent une attention ou une réflexion supplémentaire. L'utilisation de tests et d'exercices pour évaluer la compréhension est une pratique établie dans le domaine de l'éducation, mais, comme nous l'avons vu, il y a beaucoup plus en dessous de la surface de ces outils apparemment simples.

Diversité des Méthodes d'Évaluation : Tout d'abord, il est essentiel de reconnaître que chaque étudiant est un individu et que les méthodes traditionnelles d'évaluation pourraient ne pas capturer avec précision les compétences et les capacités de tous. Par exemple, les étudiants souffrant d'anxiété lors des tests pourraient ne pas performer au mieux dans un environnement d'examen traditionnel, mais pourraient exceller dans des évaluations alternatives ou dans des situations plus informelles. C'est pourquoi la diversification des techniques d'évaluation, y compris l'évaluation entre pairs ou l'autoévaluation, peut offrir une vue plus complète et précise des capacités des étudiants.

Technologie et Évaluation : De plus, la technologie a révolutionné la manière dont nous pouvons mener et analyser les évaluations. Avec l'avènement de l'éducation numérique et en ligne, nous avons désormais accès à des outils sophistiqués qui peuvent s'adapter en temps réel, en fournissant des questions basées sur le niveau de compétence de l'étudiant ou en suivant précisément les domaines où les étudiants rencontrent le plus de difficultés. Cependant, avec ces opportunités viennent également des défis, tels que maintenir l'intégrité des tests dans un environnement en ligne.

L'Importance du Feedback : L'importance du feedback ne peut être sous-estimée. En plus de fournir une évaluation des réponses correctes ou incorrectes, le feedback détaillé et constructif guide l'apprentissage futur. Il aide les étudiants à comprendre leurs erreurs, en leur offrant l'opportunité de réfléchir à leur pensée et de s'améliorer.

Évaluation et Apprentissage : Enfin, l'évaluation ne se limite pas à tester les connaissances ; c'est aussi un outil pour l'apprentissage lui-même. L'introduction de techniques de répétition et d'espacement, par exemple, peut aider les étudiants à consolider et renforcer leur mémoire à long terme. De même, impliquer les étudiants dans la création de tests peut stimuler une réflexion plus approfondie sur le matériel d'étude.

En Conclusion : Alors que l'évaluation est un élément essentiel de l'éducation, il est fondamental qu'elle soit effectuée de manière réfléchie et éclairée. Les tests et les exercices ne doivent pas seulement être considérés comme une mesure des performances, mais aussi comme une puissante ressource pédagogique capable de guider, d'informer et d'enrichir le parcours d'apprentissage de chaque étudiant.

Ressources Supplémentaires : Livres, sites web, applications, cours pour des études complémentaires.

Ressources Supplémentaires - Livres, Sites Web, Applications, Cours pour des Études Complémentaires. Dans une société en constante évolution et numérisation, disposer de ressources supplémentaires fiables est essentiel pour maintenir ou élargir ses connaissances. Ces ressources offrent non seulement une compréhension approfondie des sujets, mais aussi des méthodes d'apprentissage alternatives qui peuvent être plus adaptées à différents styles d'apprentissage. Examinons donc quelques catégories de ressources et pourquoi elles peuvent être cruciales dans le parcours d'apprentissage.

1. **Livres :** Les livres restent l'une des principales sources de connaissance. Malgré la prolifération des ressources numériques, le format papier offre une approche tangible et souvent plus détaillée de l'apprentissage. Il existe plusieurs publications académiques, manuels et textes de

référence couvrant une large gamme de sujets, fournissant des informations détaillées.

- Avantages : Approfondissement détaillé, possibilité d'annotation, accès hors ligne.

2. **Sites Web :** Le Web est une source inestimable d'informations. Divers sites académiques, universitaires, de recherche, ainsi que des blogs et des forums, peuvent offrir des mises à jour, les dernières découvertes et des discussions sur divers sujets.

   - Avantages : Accès à des informations actualisées, large éventail de sources, interactivité et possibilité de discussion.

3. **Applications :** Les smartphones et les tablettes ont donné naissance à de nombreuses applications éducatives. Ces applications peuvent varier des cartes mémoire numériques aux quiz, aux simulateurs, et plus encore.

   - Avantages : Accessibilité, interactivité, personnalisation de l'apprentissage, suivi des progrès.

4. **Cours en Ligne :** Des plateformes comme Coursera, Udemy, edX, entre autres, proposent des cours sur presque tous les sujets imaginables. Ces cours peuvent varier de courtes leçons à des programmes universitaires complets.

   - Avantages : Flexibilité, large éventail de sujets, accès à des enseignants de renom, certificats et accréditations.

En plus des catégories mentionnées ci-dessus, il convient de noter également que les ateliers, les séminaires, les webinaires et les conférences sont des ressources précieuses pour l'apprentissage et le réseautage. Les associations professionnelles offrent souvent de tels événements en tant que partie de leurs services aux membres.

En conclusion, dans un monde où l'information est à portée de clic, il est crucial de savoir où chercher et comment évaluer la qualité des ressources. L'apprentissage ne se limite pas à la salle de classe ; avec les bonnes ressources, il peut avoir lieu n'importe où et à tout moment. Par conséquent, il est essentiel pour quiconque, qu'il s'agisse d'un étudiant, d'un professionnel ou simplement d'un passionné, de disposer de ressources fiables pour approfondir, vérifier et élargir ses connaissances.

Au-delà des Canaux Traditionnels d'Apprentissage et des Ressources Numériques dont nous avons Parlés : Il est intéressant de noter comment l'apprentissage devient de plus en plus fluide et intégré dans notre vie quotidienne. Explorons quelques tendances émergentes et d'autres ressources qui pourraient se révéler utiles.

Podcasts et Vidéos : Grâce à la popularité croissante des podcasts, nous avons désormais l'opportunité d'apprendre en écoutant. Diverses plates-formes telles que Spotify et Apple Podcasts proposent une large gamme de podcasts éducatifs couvrant de nombreux sujets. De même, des plates-formes telles que YouTube proposent une vaste collection de vidéos éducatives et de cours, souvent créés par des experts dans le domaine. Ces médias permettent d'apprendre "en route", par exemple lors d'un trajet en train ou en faisant du jogging.

Groupes et Communautés en Ligne : Des plates-formes comme Reddit, Quora et d'autres forums spécifiques à l'industrie sont d'excellents endroits pour apprendre des experts, poser des questions et participer à des discussions approfondies. Non seulement vous pouvez accéder à une large gamme d'opinions et de compétences, mais vous avez également l'opportunité de contribuer aux discussions et de partager vos propres connaissances.

Réalité Virtuelle (RV) et Augmentée (RA) : La technologie RV et RA trouve des applications dans l'éducation, offrant des expériences d'apprentissage immersives. Qu'il s'agisse d'explorer des civilisations anciennes en RV ou d'utiliser la RA pour visualiser des modèles tridimensionnels de structures cellulaires, ces technologies révolutionnent la manière dont nous interagissons avec l'information.

Plateformes Collaboratives : Des outils tels que Google Docs, Trello et Slack permettent non seulement de travailler ensemble, mais aussi d'apprendre de manière collaborative. En partageant des ressources, en donnant des retours mutuels et en faisant du brainstorming, l'apprentissage devient une expérience collective.

Bibliothèques Numériques : Bien que l'on puisse penser que les bibliothèques deviennent obsolètes, elles évoluent en réalité. De nombreux établissements offrent désormais un accès à de vastes collections numériques, allant des livres électroniques aux revues académiques et aux archives de documents historiques. Cela rend la recherche et l'apprentissage plus accessibles que jamais.

Apprentissage Basé sur le Jeu : L'apprentissage basé sur le jeu utilise des mécanismes de jeu pour enseigner des concepts. Cette approche s'avère efficace, en particulier dans la formation des jeunes, mais elle trouve également des applications dans l'éducation des adultes, offrant une manière amusante et interactive d'acquérir de nouvelles compétences.

Réseaux d'Apprentissage Personnels (PLN) : Un PLN est un réseau de personnes avec lesquelles vous vous connectez pour apprendre d'elles. Ce réseau peut inclure des collègues, des mentors, des professeurs, des blogueurs et quiconque peut contribuer à votre apprentissage professionnel.

En Conclusion : Avec l'avancée de la technologie et l'évolution de la pédagogie, les opportunités d'apprentissage deviennent de plus en plus diversifiées, interactives et personnalisées. L'accès à l'information n'a jamais été aussi facile, mais il est essentiel de savoir naviguer dans cette multitude de ressources pour trouver celles qui sont réellement précieuses et pertinentes.

L'Importance des Ressources Supplémentaires : La croissance professionnelle et l'enrichissement personnel d'un individu dépendent non seulement de l'éducation formelle, mais aussi de la capacité à puiser dans une large gamme de ressources. L'éducation ne se termine pas une fois que l'on quitte l'environnement de la classe ; elle se poursuit grâce à une série de ressources supplémentaires qui peuvent offrir des perspectives approfondies, des clarifications et des mises à jour continues.

Diversification des Sources : L'utilisation de différentes ressources garantit une compréhension holistique d'un sujet. Par exemple, tandis qu'un manuel de cours peut fournir les bases, un podcast ou un webinaire peut présenter des informations à jour ou des points de vue différents qui enrichissent davantage la compréhension. Les sites web et les applications, en raison de leur nature dynamique, peuvent fournir des mises à jour en temps réel, tandis que les publications traditionnelles peuvent offrir une profondeur et une solidité difficiles à égaler par les ressources numériques.

Mise à Jour Continue : Avec l'évolution rapide de la science, de la technologie et des professions en général, il est vital d'avoir accès à des ressources constamment mises à jour. Cela permet aux professionnels de rester à la pointe, en veillant à ce que leurs compétences et leurs connaissances soient toujours alignées sur les dernières découvertes ou tendances.

Adaptabilité aux Différents Styles d'Apprentissage : Tout le monde n'apprend pas de la même manière. Certains peuvent préférer des contenus visuels tels que des vidéos ou des infographies, tandis que d'autres peuvent bénéficier d'enseignements audio ou de textes écrits. Avoir accès à une variété de ressources garantit que chaque individu peut trouver quelque chose qui correspond à son style d'apprentissage préféré.

Réseautage et Collaboration : En participant à des cours, des séminaires ou des ateliers, vous avez l'opportunité non seulement d'apprendre, mais aussi d'établir des liens avec d'autres professionnels du domaine. Ces liens peuvent ouvrir la porte à des collaborations futures, à des échanges d'idées ou même à des opportunités de carrière.

Conclusion : Dans un monde où l'information est abondante et facilement accessible, la clé n'est pas seulement de savoir où chercher, mais aussi d'être capable de discerner la qualité des ressources. Ainsi, alors que vous explorez diverses ressources supplémentaires, il est essentiel de développer un sens critique aiguisé, en évaluant la crédibilité, l'exactitude et la pertinence des informations fournies. De plus, consacrer régulièrement du temps à la mise à jour et au perfectionnement de vos compétences grâce à ces ressources n'est pas seulement bénéfique, mais devient essentiel dans un environnement professionnel et académique en évolution rapide. En résumé, les ressources supplémentaires représentent un élément essentiel de l'éducation continue, fournissant les outils nécessaires pour naviguer avec succès dans le paysage en constante évolution de la connaissance moderne.

Conclusion : Un Voyage dans la Science et l'Art du Calcul dans les Sciences Médicales

L'importance du calcul correct des doses dans les traitements médicaux ne peut pas être suffisamment soulignée. Une erreur, même minime, peut avoir de graves conséquences sur la santé des patients. Ce livre a exploré divers aspects de ce sujet délicat et crucial, du processus fondamental de calcul à la compréhension des spécificités de certaines populations, telles que les patients âgés.

Nous avons commencé par les bases : le Calcul des Doses, en explorant les formules, les techniques et les considérations de base essentielles pour tout professionnel de la santé. Nous avons ensuite discuté des Limites et des Recommandations, soulignant l'importance de suivre les lignes directrices établies et de rester toujours dans les limites recommandées.

Les Études de Cas et les Erreurs Courantes nous ont donné un aperçu pratique des véritables défis auxquels les professionnels sont confrontés et des moyens de les prévenir.

Nous avons examiné l'importance de la Double Vérification pour garantir la sécurité, et comment la technologie, à travers les Outils Technologiques, peut aider dans ce processus.

La Législation et les Réglementations ont montré comment les règles et les réglementations sont essentielles pour garantir que les meilleures pratiques sont suivies.

Pour ne pas oublier ce que nous avons appris, nous avons exploré des Conseils pour Étudier et

Mémoriser, et comment Tester sa Compréhension à travers des quiz et des exercices.

Enfin, nous avons souligné l'importance des ressources supplémentaires, telles que les Livres, les Sites Web, les Applications et les Cours. Ces outils sont essentiels pour ceux qui souhaitent approfondir davantage ou rester à jour sur de nouvelles recherches et découvertes.

Ressources Web Utiles :

1. MedCalc - Une ressource en ligne pour les calculs médicaux.

2. Epocrates - Une application mobile fournissant des informations sur les médicaments, y compris les dosages.

3. ClinicalKey - Une plateforme de recherche clinique offrant un accès à un large éventail d'informations, y compris des directives de dosage.

4. SafeMedicationUse - Un site dédié à la prévention des erreurs de médication.

5. PharmGuide - Un guide en ligne pour les pharmaciens et autres professionnels de la santé. Pour ceux qui souhaitent poursuivre leur parcours d'apprentissage et approfondir davantage, nous vous recommandons de consulter les associations médicales et pharmaceutiques nationales et internationales,

qui offrent souvent des cours, des séminaires et des publications mises à jour sur le sujet.

En conclusion, nous espérons que ce livre a fourni des bases solides et les ressources nécessaires pour garantir que le processus de calcul des doses soit effectué avec la plus grande précision et attention. Le bien-être des patients est notre priorité principale, et grâce à la connaissance et à la formation continue, nous pouvons nous assurer de faire de notre mieux pour le garantir.

www.ingramcontent.com/pod-product-compliance
Lightning Source LLC
Chambersburg PA
CBHW071927150726
47999CB00001B/130